卵巢
恶性肿瘤诊疗手册

吴大保
Björn Nashan
主编

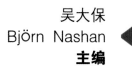

中国科学技术大学出版社

内 容 简 介

本书详细介绍卵巢恶性肿瘤诊治一体化流程中多学科团队协作的各个环节的标准流程,包括妇瘤组、麻醉组、移植中心组、肝胆外科、胃肠道感染及肠瘘组、手术室护理组、病房护理组、影像组、药剂科与营养组、遗传咨询组、造瘘护理组制定的具体操作细节。

本书内容翔实,适合妇产科、肿瘤科、麻醉科、药剂科、普外科等相关医生和护士阅读。

图书在版编目(CIP)数据

卵巢恶性肿瘤诊疗手册/吴大保,(德)比约恩·南山(Björn Nashan)主编.—合肥:中国科学技术大学出版社,2020.5
ISBN 978-7-312-04956-9

Ⅰ.卵… Ⅱ.①吴… ②比… Ⅲ.卵巢癌—诊疗—手册 Ⅳ.R737.31-62

中国版本图书馆 CIP 数据核字(2020)第 069661 号

出版	中国科学技术大学出版社
	安徽省合肥市金寨路 96 号,230026
	http://press.ustc.edu.cn
	https://zgkxjsdxcbs.tmall.com
印刷	安徽国文彩印有限公司
发行	中国科学技术大学出版社
经销	全国新华书店
开本	880 mm×1230 mm 1/32
印张	4.5
字数	109 千
版次	2020 年 5 月第 1 版
印次	2020 年 5 月第 1 次印刷
定价	55.00 元

编 委 会

前　　言

　　卵巢恶性肿瘤是对女性生命健康威胁最大的妇科恶性肿瘤，最常见的病理类型为上皮性癌，全球每年有超过 225 000 例新发病例。由于卵巢恶性肿瘤早期无明显症状，其发现时大部分患者已属晚期，严重威胁女性的健康。早期卵巢恶性肿瘤的标准术式为全面分期手术，对于晚期卵巢恶性肿瘤，标准治疗为肿瘤细胞减灭术及术后辅以以铂类为基础的化疗。目前国际上公认，该类手术达到满意减瘤（无肉眼残存病灶，R0），可显著延长患者无瘤进展生存时间（PFS）和总体生存时间（OS）。晚期卵巢恶性肿瘤手术范围广、创伤大、手术并发症多，一直制约着晚期卵巢恶性肿瘤治疗的进展。规范诊治卵巢恶性疾病，是提高卵巢癌诊治水平的重要举措。

　　手术的成功不仅仅依赖于外科医师的技术水平，还依赖于患者所能承受的代谢负荷及所接受的营养治疗、术中麻醉监护、护理管理及术后管理。外科医师在术前需要平衡手术创伤程度与患者机体所能承受的代谢负荷，如果手术的创伤超出了患者的反应，发生吻合口瘘、感染/脓毒血症等并发症以及死亡的风险就高。营养状态受损是术后并发症的独立危险因素，长期能量、蛋白质缺乏对重症手术患者的预后有不利影响。

　　中国科学技术大学附属第一医院（安徽省立医院）卵巢恶性肿瘤（简称科大妇瘤）中心成员包括：妇产科、麻醉科、普外科（胃肠组、胆胰组、肝脏外科）、肝移植中心、影像科、ICU、手术室护理部、病房护理部、输血科、感染科、消化内科、胸外科、泌尿外科、肿瘤科、药剂科、造口护理师、呼吸治疗师等。本书由科大妇瘤中心各科室共同完成，内容包括卵巢恶性肿瘤诊治一体化流程中多学科团队协作的各个环节的标准流程。本书内容翔实，适合妇产科、肿瘤科、麻醉科、药剂科等相关医生和护士阅读。同时，本书还是国家重点研发计划（2018YFC1003900）、安徽省器官移植创新计划（S20183400001）、国家自然科学基金项目（81872110、81272881）、安徽省科技攻关课题(1704a0802151)的研究成果。

在此，特向浙江邵逸夫医院潘勤教授、潘宏铭教授表示感谢，向东部战区总医院任建安教授表示感谢，向德国 Prof. Dr. med. Dr. h. c. Alexander Tobias Teichmann、德中科技基金会何鸿君主任表示感谢！

目　　录

前言 ……………………………………………………（ⅰ）

第一章　预住院期间评估与患者须知 …………………（ 1 ）

第二章　早期卵巢恶性肿瘤的诊治 ……………………（ 4 ）

第三章　晚期卵巢恶性肿瘤的诊治 ……………………（ 8 ）

第四章　晚期卵巢恶性肿瘤的新辅助化疗、术后辅助
　　　　化疗及维持治疗 ………………………………（ 18 ）

第五章　复发性上皮性卵巢癌的诊治 …………………（ 24 ）

第六章　术前 CT 评估 …………………………………（ 26 ）

第七章　卵巢恶性肿瘤手术的麻醉 ……………………（ 37 ）

第八章　卵巢癌肿瘤细胞减灭术术中护理配合标准
　　　　流程 ……………………………………………（ 59 ）

第九章　卵巢癌肿瘤细胞减灭术手术记录模板 ………（ 78 ）

第十章　营养管理 ………………………………………（ 88 ）

第十一章　卵巢癌的遗传咨询 …………………………（ 90 ）

第十二章　卵巢恶性肿瘤术后造口管理 ………………（ 94 ）

第十三章　卵巢恶性肿瘤 VTE 的管理 ………………（103）

附录

　　附录一　Caprini 血栓风险因素评估表
　　　　　　（D-二聚体＜3.5 mg/dL） ………………（107）

附录二 Wells 预测评分表
（D-二聚体≥3.5 mg/dL） …………………… （110）

附录三 手术复杂性评分 ……………………… （111）

附录四 卵巢恶性肿瘤手术的麻醉 SOP 流程 ……… （112）

附录五 术后须知：告知患者的注意事项 ………… （113）

附录六 2019 年卵巢恶性肿瘤 NCCN 指南 ………… （115）

附录七 膀胱功能测定 ………………………… （120）

附录八 中国科学技术大学附属第一医院（安徽省立医院）
病理集团 NGS 检测项目 ………………… （121）

附录九 营养风险筛查（NRS 2002）表 …………… （122）

附录十 抗肿瘤药物毒副作用的分度标准
（WHO 标准）………………………… （123）

附录十一 患者主观整体营养状况（PG-SGA）评量表
………………………………… （126）

附录十二 中国科学技术大学附属第一医院（安徽省立医院）
多学科团队协作组（MDT 团队）主要人员专业
………………………………… （130）

第一章 预住院期间评估与患者须知

卵巢恶性肿瘤手术非常复杂,涉及多个器官切除,术前需要做以下准备:

(1) 根据营养风险筛查(NRS)工具 NRS 2002,如果患者的营养评估分数≥3 分,就要开出营养科会诊单;重点在纠正营养不良,选择以肠内营养为主。

(2) 患者如有严重心肺及其他较严重基础疾病,需请麻醉科及相关科室评估是否耐受手术。

(3) 向患者介绍妇科肿瘤加速康复理念及配合注意事项,做好知情同意,如患者不配合则退出加速康复。

(4) 术前开始适当的呼吸功能锻炼:① 使患者尽量坐直或向前倾;② 指导患者大口呼气;③ 指导患者慢慢吸气,直到不能吸气为止;④ 指导患者屏住呼吸 2~3 s 后再慢慢呼气;⑤ 告知患者这是刺激肺活量中最重要的一步,屏住呼吸和缓慢呼气有助于稳定最大的肺活量以及减少术后肺不张的风险;⑥ 让患者恢复正常呼吸几次;⑦ 重复①至⑤的步骤,10 次/h,如果患者感觉有点头晕,应该减速,延长两次深呼吸之间的间隔时间;⑧ 患者在完成 10 次深呼吸后,可以通过深呼吸,然后咳嗽清理出肺里的黏液;⑨ 患者如果做完胸腹部手术,可以用枕头或折叠物支撑切口,把毯子紧紧地贴在切口上,这样可以减少咳嗽时引起的疼痛;⑩ 术前、术后患者每天都要吹气球,10 次/h。

（5）做好疼痛宣教和管理。

（6）精神睡眠评估。

（7）针对年龄达到 60 岁和体重指数（BMI）小于 18.5 kg/m² 的患者,医生同时开出肺功能检查,检查结束结合肺 CT 到呼吸治疗科行肺功能评估,必要时进行呼吸功能干预康复锻炼后再行手术。

（8）购买多头腹带 2 个（图 1.1）,价格 19～29 元均可,注意正确包扎（图 1.2）,以便术后长期使用,出院还需使用 3 月余,包括白天和晚上。很多患者术后切口愈合佳,但是半年后随访时却发现切口疝,这与手术及化疗后患者营养状况不佳且腹壁肌肉薄弱有关,所以要求患者术后 3 个月内坚持使用腹带预防切口疝的出现。

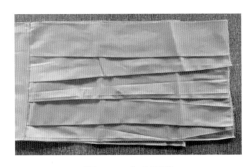

图 1.1　多头腹带

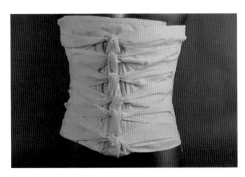

图 1.2　包扎方法

（9）术后静脉血栓的预防极其重要。很多卵巢癌患者术后发生下肢血栓和肺栓塞，需要绝对卧床休息。血栓预防的重要方式是使用医用分级压力袜，同时可以进食的患者，每天需要饮水1 000～1 500 mL，避免血液浓缩。

（申震　张天骄）

第二章　早期卵巢恶性肿瘤的诊治

一、早期卵巢恶性肿瘤的诊断

早期卵巢恶性肿瘤无典型的临床表现,缺乏特异性的肿瘤标志物,基层医院对于此类患者也缺乏足够的重视,极易出现漏诊,延误患者的诊断与治疗。CA125、HE4 与 B 超检查简单易行,大多数基层医院均可检查,可根据 CA125、HE4 及 B 超检查结果,通过评估系统,如恶性肿瘤风险指数(risk of malignancy index, RMI)、罗马指数和哥本哈根指数等进行评估,提高恶性肿瘤的术前诊断率。

1. 恶性肿瘤风险指数

$$RMI=超声评分×绝经状态×CA125$$

未绝经 1 分,绝经 3 分;超声评分有 0 分、1 分、3 分;多房性、实性区、累及双侧、腹水、腹腔内有转移病灶,各占 1 分,超过 1 分的均计为 3 分,正常值 RMI<200。

2. 罗马指数的运算

绝经前:

系数$=-12.0+2.38×\ln(HE4)+0.0626×\ln(CA125)$

绝经后:

系数$=-8.09+1.04×\ln(HE4)+0.732×\ln(CA125)$

指数预测值＝e^{系数}/(1+e^{系数})×100％

e 为自然对数的底数,绝经前指数正常值<13.1％,绝经后指数正常值<27.7％。

3. 哥本哈根指数的运算

$$系数 = -14.0647 + 1.0649 \times \log_2(HE4)$$
$$+ 0.6050 \times \log_2(CA125)$$
$$+ 0.2672 \times 年龄/10$$

指数预测值 ＝ e^{系数}/(1＋e^{系数})×100％

e 为自然对数的底数,指数正常值<7％。

注:因罗马指数及哥本哈根指数计算繁琐,推荐使用 RMI 指数评估。B 超检查若显示囊性肿块内有血流信号,患者应做好术前检查及准备,警惕恶性的可能性。

二、早期卵巢恶性肿瘤的治疗

1. 术前影像学检查

(1) 对于腹水的患者行胸部、盆腹腔 CT 检查,以排除广泛转移的可能性(若提示晚期,则建议按照晚期恶性肿瘤进行术前准备)。

(2) 肝胆胰脾、双肾泌尿系 B 超。

(3) 心电图如有异常,需完善动态心电图;室性早搏或房性早搏>5 000 次/24 h,请心内科治疗;一周后复查动态心电图,降低后再行手术治疗。

(4) 年龄大于 65 岁者:超声心动图检查,肺功能评估,双下肢静脉血管 B 超检查,经腹部、阴道、直肠专科检查,评估乳腺、腹股沟、锁骨上区,行肺部听诊。

2. 合并症的处理

(1) 合并其他内科疾病患者需请相关科室会诊。

(2) 口服抗凝药物,如阿司匹林、氯吡格雷等,需停药 5～7 天为宜(请相关科室会诊决定是否需要替代药物);华法林停止使用 3～5 天,若国际标准化比值(INR)≤1.5,手术可进行;若 INR 在 2～3,需于术前 24 h 口服维生素 K_1(Vit K_1)1～2 mg。

3. 实验室检查

(1) 若 D-二聚体升高,血小板升高:行四肢及颈部血管彩超;若 D-二聚体>3.5 μg/mL 或肢体有血栓,行肺 CTA 检查;若为肺栓塞:小分支栓子,予抗凝一周后复查肺 CTA,再行手术;大分支栓子,请介入科或血管外科会诊,评估是否可行滤器置入后再行手术。

(2) 肿瘤标志物:CA125、HE4;对年轻女性或影像学提示黏液性肿瘤、其他特殊类型卵巢恶性肿瘤或附件区以外部位出现肿瘤者,则须完善 CA199、CEA、AFP、CA724、LDH、HCG、E2、T(睾酮);若 CA125/CEA 比值小于 25,或患者年龄大于 70 岁,则考虑消化系统肿瘤来源可能,完善结直肠镜及胃镜检查。

三、手术(分期术)

(1) 全面探查:包括上腹部膈肌表面腹膜、肝脏表面、胃部、大网膜、脾脏、空回肠、阑尾、结直肠、腹膜后淋巴结、子宫、双附件等,有生育指征的患者保留子宫及对侧附件。

(2) 手术范围:包括腹水(腹腔冲洗液)、全子宫双附件(附件血管高位结扎)切除、大网膜切除、腹主动脉旁淋巴结切除(肾静脉水平,最低达肠系膜下水平)、骶前淋巴结切除、双侧盆腔淋巴结切除、阑尾切除(黏液性肿瘤者或术中冰冻无法判断病理类型者)、腹膜可疑部位多点活检。

(3) 手术以经腹手术为宜,亦可行腹腔镜手术,术中注意无瘤原则。

四、术后管理

（1）监测患者体重、生命体征、24 h引流液性状及定量。

（2）切口保持干燥。

（3）患者要术后第一天下床活动,第二天走廊活动（3次/日,每次30 min）;咀嚼口香糖,练习吹气球,锻炼呼吸肌功能。

（4）避免术后肺部感染,患者取半仰卧位。

（5）患者的补液量维持在2 000 mL以内,并注意电解质如钾、钙等的补充(禁食禁水患者每日钾补充量为4～5 g,注意肾功能及尿量);中心静脉压(CVP)控制在7～10。

（6）给长时间禁食禁水患者补液的同时应注意能量的补充。

（7）患者每日需要能量:葡萄糖100 g、脂肪乳250 mL、氨基酸250 mL、钾4 g(结合尿量增减)。

（8）饮食指导:术后告知患者不能喝萝卜汤、豆浆、牛奶等容易产气腹胀食物。

（9）对于创伤大、手术时间长的患者应定期复查白蛋白,必要时进行补充。

（10）术后D-二聚体升高的患者,可皮下注射低分子肝素。

（11）术后进行镇痛处理,加速患者恢复。

（吴大保　朱靖）

第三章　晚期卵巢恶性肿瘤的诊治

晚期卵巢癌需行广泛的病灶切除,包括盆腹腔的多脏器联合切除,若术前准备不充分,术中发现卵巢癌广泛转移,无法行满意减瘤,仅行肿瘤部分切除,会为后续治疗带来巨大的困难。术前精准评判转移部位可提高手术的满意度。

晚期卵巢恶性肿瘤患者一经明确诊断,应立刻进行营养风险筛查和营养不良的评估。现阶段应用最广泛的恶性肿瘤营养风险筛查工具为 NRS 2002,入院后 24 h 内完成。对 NRS≥3 分患者进一步进行营养评估和综合评估,了解营养不良的原因及严重程度,给予营养干预。对 NRS<3 分未发现营养风险的患者,应在住院期间每周筛查 1 次。严重营养风险或营养不良的患者,如 NRS≥5 分、PG-SGA 定性 C 级或定量≥9,建议每周评估,直至营养状态改善。

术后计划进入 ICU 的重症患者,采用胰岛素控制血糖<6.1 mmol/L;CRP/白蛋白可反映患者术后的代谢恢复情况。

需要术前营养干预的指征:正常进食不能达到能量需求,存在营养不良或营养风险;预计围手术期超过 5 天不能进食或者预计摄入能量不足需要量 50% 且超过 7 天以上者。

存在营养不良或严重营养风险的大手术患者,术前应该给予7~14 天营养治疗,严重营养风险的患者,建议推迟手术;重度营养不良或者严重营养风险的大手术患者,经口进食和肠内营养均无法获得充足营养时，推荐肠内联合肠外营养。

一、晚期卵巢恶性肿瘤的术前评估系统

1. 肿瘤标志物检查

CA125、HE4；对年轻女性或影像学提示黏液性肿瘤、其他特殊类型卵巢恶性肿瘤或附件区以外部位出现肿瘤者，则须完善CA199、CEA、AFP、CA724、LDH、HCG、E2、T（睾酮）；CA125/CEA 比值小于 25 者，则考虑消化系统肿瘤来源可能，完善结直肠镜及胃镜检查；年龄大于 70 岁者，术前常规做胃镜、肠镜（70 岁以上者多为胃肠道转移来源）。

2. 妇科检查

确定直肠是否受累，必要时完善肠镜；明确部分卵巢癌患者是否同时合并子宫颈癌；相关专科检查包括经腹部、阴道、直肠检查；同时评估乳腺、腹股沟、锁骨上区，行肺部听诊。

3. 影像评估

（1）B 超。建议完善术前泌尿系 B 超，确定是否输尿管压迫积水，必要时，术前行双 J 管置入。注意输尿管受压及结石情况；注意尿常规中白细胞及细菌数的结果，若有异常，建议抗感染后手术，作为输尿管结石患者，术中切开取石可能导致感染性休克。

（2）CT 检查。盆腹腔增强 CT 检查包括 1.25 mm CT 及三维重建，能够清晰显示盆腹腔转移范围。目前国际上有多种 CT 预测模型（表 3.1～表 3.3），其中美国 Suidan 模型应用较为广泛。Suidan 模型建议 4 分以上患者一般初始满意减瘤率低，故多半行新辅助化疗。每个中心需要结合本中心普外科、ICU、麻醉科团队的整体水平选择采用何种模型评估预测。

表 3.1 Suidan 评估模型

评分项目	分值
年龄≥60 岁	1
CA125≥500 U/mL	1
ASA 分级 3~4	3
肾门以上的腹膜后淋巴结(包括膈上)转移>1 cm	1
小肠弥漫性粘连或增厚	1
脾周病灶>1 cm	2
小肠系膜病灶>1 cm	2
肠系膜上动脉根部病灶>1 cm	2
小网膜囊病灶>1 cm	4

注:评分≥4 分患者初始满意减瘤率低,多半建议行新辅助化疗。

表 3.2 梅奥诊所 Dowdy 评估模型

评分项目	敏感性	特异性	PPV	NPV	P
弥漫性腹膜增厚(DPT)	64%	81%	57%	85%	0.000 1
DPT、腹水	52%	90%	68%	82%	<0.000 1
DPT、腹水、膈	44%	95%	79%	81%	0.000 1

注:DPT 是预测不满意减瘤的独立影响因子;对于 DPT 和大量腹水
患者可以行新辅助化疗。

表 3.3 约翰霍普金斯 BRISTOW 评估模型

评分项目	分值
腹膜增厚	2
腹膜种植病灶≥2 cm	2

续表

评分项目	分值
小肠转移病灶≥2 cm	2
大肠转移病灶≥2 cm	2
大网膜病灶浸润累及胃、脾脏或网膜囊	2
蔓延至侧盆壁及宫旁,或有输尿管积水	2
大量腹水(所有层面均可见)	2
状态评分≥2	2
肾动脉上方淋巴结≥1 cm	2
膈肌或胸膜面病灶≥2 cm 或可见融合病灶	1
腹股沟转移灶或淋巴结≥2 cm	1
肝表面受累病灶≥2 cm 或肝实质受累	1
肝门部或胆囊窝肿块≥1 cm	1
肾下方主动脉旁淋巴结≥2 cm	2

注:评分≥4 分患者初始满意减瘤率低,多半建议行新辅助化疗。

(3) PET-CT。若经济情况允许,门诊完成;重点评估是否有骨转移、肺转移及其他部位远处转移,均须列为手术禁忌。脑转移需要通过核磁共振平扫＋增强＋弥散检查扫描完成评估。

4. 其他检查

(1) EKG:如有异常须完善动态心电图;室性早搏或房性早搏＞5 000 次/24 h,请心内科治疗;一周后复查动态心电图,降低后再行手术治疗。

(2) 年龄大于 65 岁者:超声心动图、肺功能评估。

(3) 胸腔积液患者术前行肺功能检测,并在预住院期间行吹气球等呼吸功能锻炼;必要时在呼吸治疗师指导下进行呼吸功能康复锻炼。

(4) 华法林停止使用 3～5 天,若 INR≤1.5,手术可进行;若 INR 在 2～3,需于术前 24 h 口服 Vit K₁ 1～2 mg。

(5) 营养风险筛查和评估:NRS≥3 分时患者有营养风险,需要进行全面的营养评估和综合评估,必要时需要营养支持治疗 1 周后再行手术。

5. 实验室检查

(1) D-二聚体升高,血小板升高:行四肢及颈部血管彩超;若 D-二聚体>3.5 μg/mL 或肢体有血栓,疑有肺栓塞(评分表见附录 1)者行肺 CTA 检查;若为肺栓塞:小分支栓子,予抗凝一周后复查肺 CTA,再行手术;若大分支栓子,请介入科或血管外科会诊,评估是否可行滤器置入后再行手术,肺栓塞患者一般情况差者建议先行新辅助化疗。

(2) 糖化血红蛋白和 CRP,明确糖尿病及感染风险。

附　下腔静脉滤器置入

(1) 下腔静脉滤器置入指征(仅限中国科学技术大学附属第一医院妇产科):

① 右下肢(尤其腘静脉以上部位)血栓>8 mm;左下肢静脉血栓因"左髂静脉受压综合征"风险相对较低(男性血栓脱落风险较女性高)。

② 血栓超声表现为低回声需警惕,常为新形成血栓,脱落风险较高;表现为高回声者常为陈旧性血栓,脱落风险较低。

③ 血栓大小接近临界值(8 mm)患者,合并其他高危因素者,如恶性肿瘤患者、即将接受手术治疗的患者等。

(2) 置滤器术前准备:肝素钠注射液 1.25 万 U;盐酸利多卡因注射液 0.4 g(20 mL);欧苏造影剂(100 mL)。(术前一套:手术知情同意书、风险评估表等。)

(3) 取滤器术前准备:肝素钠注射液 1.25 万 U;盐酸利多卡

因注射液 0.4 g（20 mL）；碘克沙醇注射液（32 g：100 mL）。（术前一套：手术知情同意书、风险评估表等。）

（4）滤器置入后处理：常于 2 周内取出，若时间超过 4 周，则不予取出（或无法取出），后续需行抗凝治疗：3 月内口服利伐沙班 10 mg 每日 2 次，3 月后改服利伐沙班 10 mg 每日 1 次，共抗凝治疗 1 年，治疗期间不要求严格监测 PT-INR，介入科、血管外科门诊定期随诊。

6. 术前评估其他注意事项

（1）可疑黏液来源肿瘤：10% 葡萄糖500 mL 10 袋带入手术室（警惕高糖引起酮症酸中毒）；术前联系普外科进行台上会诊，若累及肝脏，术前联系胆胰外科进行台上会诊。

（2）任何合并症或大于 55 岁患者，术前需请麻醉科会诊。

（3）白蛋白低于 35 g/L 或中大量腹水患者，入院即补充白蛋白 10 g 每日 2 次，连续 3 天，注意利尿，并重视术前吹气球锻炼呼吸肌。

（4）手术复杂性评分中度以上（见附录 2）及腹水 1 000 mL 以上：红细胞 4 U、血浆 4 U、白蛋白 20～40 g 带入手术室；DIC 异常患者需带氨甲环酸 20～30 g 入手术室。

（5）手术前一天予舒乐安定 2 片口服（尤其是高血压、抑郁倾向以及睡眠障碍的患者）；术前评估需要切除肠管，加用抗厌氧菌抗生素。

（6）低磷血症提示严重营养不良。

二、晚期卵巢恶性肿瘤的术后医嘱

（1）监测体重、生命体征、24 小时引流液性状及定量；切口保持干燥；术后第一天下床活动；第二天走廊活动（3 次/日，每次

30 min);呼吸肌锻炼(吹气球,1 次/h,10 min/次)。

(2) 心电监护、24 小时出入量;CVP 维持 7～10 mmHg;血压 100～120/70～80 mmHg;监测血糖(计算胰岛素用量);65 岁以上患者术后血氧饱和度维持在 94％以上;术后心电监护 3 天(尤其冠心病病史患者);输血 800 mL 以上时需补充葡萄糖酸钙。

(3) 饮食指导:告知患者不能喝萝卜汤、豆浆、牛奶等容易产气腹胀食物。

(4) Mg^{++} 过低诱发心律失常,10％葡萄糖 50 mL＋$MgSO_4$ 2～3 支微泵,5 mL/h(密切监测呼吸抑制)。

1. 非胃肠手术

(1) 术后第 1 天:试饮水;补液 100 g 葡萄糖;Vit C、Vit B、3 g 钾;液体总量 2 500 mL;口服补液盐。

(2) 术后第 2 天:流质饮食,减少补液量(一般情况好停用 10％葡萄糖;一般情况差停用 5％葡萄糖);补钾改为口服氯化钾缓释剂 1 片,tid(减轻肠道刺激)。

2. 胃肠手术(禁止术后使用开塞露等灌肠液体治疗腹胀)

(1) 术后第 1～4 天:试饮水;补液 100 g 葡萄糖;Vit C、Vit B、4 g 钾;液体总量 2 500 mL;脂肪乳、氨基酸(若医保允许,可以用卡文 1 袋,补充 2 g 钾);液体可更改,总量不超过 2 500 mL;或请药剂科计算能量配置 3 升袋。

(2) 术后第 5 天:试饮水;减少补液量(一般情况好,停 10％葡萄糖;一般情况差,停 5％葡萄糖)。

(3) 术后第 6 天:流质饮食。

(4) 当饮食、排便无异常,且体温、血象正常时,拔出盆腔引流管,分两天拔出(一根在吻合口上,一根在吻合口下),拔出时请轻转动,慢慢拔出。

(5) 禁食时间超过 3 周者,需要补充 Vit B_1 100 mg 肌肉注射每日 1 次;Vit B$_{12}$ 0.5 mg 肌肉注射每日 1 次;如出现神经系统症状怀疑 Wernicke 脑病,可以 Vit B$_1$ 100 mg 每日 3 次,连续治疗3~7 天;维持 100 mg 肌肉注射每日 1 次,治疗 3 周。

3. 膈肌腹膜剥除或切除

(1) 术前胸水脱落细胞中发现腺癌细胞考虑Ⅳ期患者,建议新辅助化疗或完整切除膈肌病灶,而不是剥离膈肌腹膜;术后进行膈肌康复锻炼(呼吸治疗师指导)。

(2) 术后 3 天复查胸片;以后每周复查胸片,必要时行肺 CT 检查。

(3) 观察引流液,低于 80 mL 时,复查胸片,并拔出一侧引流管;次日拔出对侧引流管。

(4) 呼吸肌锻炼,吹气球,1 次/h,10 min/次。

4. 脾脏及胰腺切除

(1) 术后 1~5 天生长抑素 3 mg+NS 50 mL 泵入。

(2) 每 3 天复查引流液淀粉酶;若引流液淀粉酶升高,保持引流管通畅,复查血、尿淀粉酶。

(3) 泮托拉唑 40 mg 每日 2 次抑酸;合并胃小弯网膜切除者 80 mg 每日 2 次。

(4) 654-2 口服每日 1 次。

5. 预防血栓

D-二聚体升高,血小板升高:结合体重计算低分子肝素 4 000 U 或 6 000 U,皮下注射,每日 1 次(根据肾功能、肝功能调整剂量)。

6. 预防应激性溃疡

使用质子泵抑制剂,如泮托拉唑、奥美拉唑等。

7. 镇痛

(1) 轻度第 1 天:帕瑞昔布钠(特耐)40 mg 口服或静脉注射每

日 2 次,或氟比洛芬 50 mg 每日 2 次;第 2～4 天:可待因 15 mg 每 6 小时 1 次;或西乐葆 1 片口服每日 2 次。

(2) 重度可选择:可待因 15 mg 口服每 6 小时 1 次;帕瑞昔布钠(特耐)40 mg 口服或静脉注射每日 2 次,或氟比洛芬钠 50 mg 每日 2 次(特耐使用建议不超 3 天);代替帕瑞昔布钠或氟比洛芬钠的药物:布洛芬 400 mg 静脉滴注每日 3 次(肾功能不全),或西乐葆 1 片口服每日 2 次。

8. 远端胃切除-Roux-en-Y 重建术后

(1) 术中置入鼻饲管及胃管。

(2) 胃管保留 5～7 天。

(3) 禁食水 5～7 天。

(4) 鼻饲 25 mL 水;以后每天增加 50～100 mL;每日观察胃肠内返流液体,直至每日最大 1 500 mL。

(5) 口服水 100 mL;观察胃管内返流。

(6) 返流少于 50～100 mL,次日口服水 300 mL,第三日 500 mL。

(7) 胃管返流少于 50～100 mL,患者耐受,可改为口服流质饮食,逐渐增量。

(8) 无返流,拔出胃管,2 天后拔出鼻饲管。

(9) 质子泵抑制剂 40 mg 每日 2 次。

9. 低蛋白血症

(1) 术后 1～3 天白蛋白 10 g 每日 2 次,利尿。

(2) 术后 4～7 天白蛋白 10 g 每日 1 次,利尿。

附　术中准备

(1) 体位:大字位或人字位;建议术后麻醉科腹横肌平面阻滞麻醉(TAP)。

(2) 导尿:18# 或 20# 三腔导尿管(注意封堵第三通管);另外

准备 2 个红色的 8# 橡胶导尿管(术中标识输尿管)。

（3）器械：电刀、超声刀、双极、胸外科吸引器、肝脏拉钩、复合肝拉钩、肠道吻合闭合器。

（4）盐水垫 5～6 块；卵圆钳夹小纱布卷止血或剥离膈肌腹膜。

（5）冲洗器，液体加温仪。

（6）双套管引流。

（7）静脉拉钩、血管缝合线 proline 5-0 或 4-0 滑线最长针持。

（8）保温设备：升温毯及暖风机，输液加温仪等。

（Björn Nashan　周颖）

第四章 晚期卵巢恶性肿瘤的新辅助化疗、术后辅助化疗及维持治疗

一、晚期卵巢恶性肿瘤的新辅助化疗(NACT)

(1) 对于部分晚期卵巢上皮性癌的患者,如一般情况较差,难以耐受手术;严重的内外科合并症;无合并症的 75 岁以上患者。

(2) 术后难以在 28 天内完成辅助化疗。

(3) 存在手术禁区,如弥漫性浸润小肠系膜根部、小肠表面弥漫性癌灶切除肠管过长导致短肠综合征(保留肠管小于 1.5 m)。

(4) 弥漫性累及或深部浸润胃/十二指肠、胰头或胰体受累、腹腔干、肝动脉、左胃动脉、肝脏多个节段实质受累、肺实质多处受累、无法切除的转移淋巴结、多处脑转移等。

以上情况建议行新辅助化疗(NACT)。

1. 方案

紫杉醇+卡铂:紫杉醇剂量:175 mg/m²;卡铂剂量(mg):根据 Calvert 公式计算,即所设定的 AUC 值×(肌酐清除率+25),AUC(药时曲线下面积即药物的生物利用度)取值为5,一般进行 3 个疗程化疗,不推荐超过 4 个疗程。

2. 后续治疗

(1) 肿瘤指标及影像学提示肿瘤缓解,行中间型肿瘤细胞减

灭术。

（2）肿瘤标志物及影像学无明显变化，可予以二线药物化疗3个疗程后手术治疗。

（3）NACT过程中肿瘤继续进展，不建议手术治疗，除非出现肠梗阻等急腹症症状行姑息治疗。

二、卵巢恶性肿瘤的术后辅助化疗（NCCN 2019 指南）

1. 常见肿瘤的辅助化疗

（1）高级别浆液性癌（HGSC）患者化疗6个疗程，使用TC（紫杉醇175 mg/m^2＋卡铂AUC＝5）方案。

（2）透明细胞癌患者IA期可以观察，也可以化疗，IB-IC期以上患者推荐化疗3～6个疗程TC方案；Ⅱ期以上化疗6个疗程TC方案。

（3）黏液性癌IA、IB可观察或保育，IC化疗3～6个疗程或观察；术前若未行消化道镜评估、CEA，予以完善检查；方案：TC或5-Fu＋亚叶酸钙＋奥沙利铂、卡培他滨＋奥沙利铂（可联合贝伐单抗）。

（4）癌肉瘤患者所有期别均建议化疗：TC方案或卡铂/顺铂＋异环磷酰胺、紫杉醇＋异环磷酰胺（2B）。

（5）低级别（浆液性/子宫内膜样上皮癌）：IA、IB、IC可观察，IC也可以化疗3～6个疗程或激素治疗（芳香化酶抑制剂、醋酸亮丙瑞林、他莫西芬）（2B）；Ⅱ～Ⅳ期化疗6程或激素治疗（维持治疗）。

（6）交界性上皮肿瘤：完整切除，术后病理无浸润，可观察；浸润种植的参见低级别浆液性癌方案。

TC方案:紫杉醇 175 mg/m² 静脉滴注＞3 h,卡铂 AUC 5～6 静脉滴注＞1 h,每 3 周 1 次。

AC方案:卡铂 AUC 5 静脉滴注＞1 h＋脂质体阿霉素 30 mg/m²,每 4 周 1 次。

DC方案:多西他赛 60～75 mg/m² 静脉滴注＞1 h,卡铂 AUC 5～6 静脉滴注＞1 h,每 3 周 1 次,6 个疗程。

Tips:包括贝珠单抗的方案:或紫杉醇 175 mg/m² 静脉滴注＞3 h,卡铂 AUC 5～6 静脉滴注＞1 h,每 3 周 1 次,6 个疗程,第 2 疗程第 1 天开始使用贝伐单抗 7.5 mg/kg 静脉滴注＞30～90 min,每 3 周 1 次,5 疗程后维持 12 月。

2. 特殊类型肿瘤的辅助化疗

(1) 铂敏感复发患者的化疗可选方案如下:

① 卡铂＋紫杉醇;

② 卡铂＋脂质体阿霉素;

③ 卡铂＋紫杉醇周疗;

④ 卡铂＋白蛋白紫杉醇(紫杉醇过敏患者);

⑤ 卡铂＋多西紫杉醇;

⑥ 卡铂＋吉西他滨;

⑦ 顺铂＋吉西他滨;

⑧ 卡铂＋吉西他滨＋贝伐单抗。

(2) 铂耐药复发及难治性卵巢癌患者的化疗可选方案(无铂方案)如下:

① 多西紫杉醇单药;

② 口服依托泊苷;

③ 吉西他滨单药;

④ 紫杉醇周疗±贝伐单抗;

⑤ 脂质体阿霉素±贝伐单抗;

⑥ 拓扑替康±贝伐单抗；紫杉醇 $60\sim80$ mg/m² 周疗；白蛋白紫杉醇 $100\sim120$ mg/m² 周疗。

（3）恶性生殖细胞肿瘤化疗方案如下：

BEP（博来霉素 30 U/周、VP-16 100 mg/m² 第 $1\sim5$ 天、DDP 20 mg/m² 第 $1\sim5$ 天；21 天/疗程，低危 3 疗程、高危 4 疗程）、IB～Ⅲ期无性细胞瘤 VP-16 120 mg/m² D1-3＋卡铂 400 mg/m² 第 1 天；28 天/疗程，3 疗程。

（4）恶性性索间质肿瘤化疗方案如下：BEP、紫杉醇＋卡铂。

3. 卵巢癌的维持治疗及免疫治疗

（1）维持治疗可选药物：贝伐单抗、PARP 抑制剂，包括奥拉帕利、尼拉帕尼、雷卡帕尼等。

（2）免疫治疗：PD-1/PD-L1 单抗，用于基因检测为微卫星高度不稳定（MSI-H）或错配修复缺陷（dMMR）的患者。罕见病理类型的卵巢恶性肿瘤的化疗。

三、上皮性卵巢癌的维持治疗 ①

（1）在以铂类为基础的化疗后达到 CR 或 PR，推荐 PARP 抑制剂（奥拉帕利、尼拉帕利或瑞卡帕尼）维持治疗（NCCN：2A 类推荐）。

（2）在以铂类为基础的化疗后达到 CR 或 PR，如果之前已与化疗联用贝伐单抗，推荐贝伐单抗维持治疗（NCCN：2A 类推荐）。

1. 适应症

推荐晚期（Ⅱ～Ⅳ期）；复发卵巢癌患者接受初次减瘤手术或在中间细胞减灭术后化疗、血管生成抑制剂在上述治疗后达到完

---

① 节选自 2020 年中国抗癌协会妇科肿瘤肿瘤专业委员会专家共识。

全缓解(CR)/部分缓解(PR)/稳定(SD)后。

2. 用药时机

化疗结束后6~8周内开始维持治疗。

3. 用药基本要求

有效、不良反应可控、可管理。

(1) 推荐高质量肿瘤组织 BRCA 和 HRD 检测平台的建立，为卵巢癌精准靶向维持治疗做支撑。

(2) 仅有 BRCA 检测结果时，对 tBRCAm 患者，奥拉帕利单药 2 年维持治疗(NCCN：gBRCAm 患者 1 类推荐，sBRCAm 患者 2A 类推荐)、尼拉帕利单药 3 年维持治疗、奥拉帕利＋贝伐单抗维持治疗均可选择。

(3) 有 HRD 检测结果可参考时：

① 对于 tBRCAwt/HRD 阳性晚期卵巢上皮性癌，推荐进行奥拉帕利(2年)＋贝伐单抗(15个月)联合维持治疗，或尼拉帕利单药(3年)维持治疗。

② 对于 HRD 未知/阴性晚期卵巢上皮性癌患者，可选择尼拉帕利单药或者贝伐单抗单药(NCCN：2A 类推荐)维持治疗。

4. 决策评估因素

(1) 临床因素：包括病理类型、既往治疗方案、既往化疗线数、含铂方案敏感性、BRCA 突变状态、症状特征、合并症、药物相互作用及其他因素(如肿瘤负荷、手术效果)。

(2) 患者因素：包括给药途径、药物副反应。

(3) 社会经济因素：包括可承受性、医疗保险覆盖、家庭照顾、营养状态及心理状态等。

5. 用药注意事项

(1) 推荐 PARP 抑制剂在最初 12 个月中，奥拉帕利需要每月检测全血(Hb)；同时，尼拉帕利在第一个月需要每周监测血小板计数。

（2）奥拉帕利最常见的 3/4 级血液学毒性事件包括贫血（19%）、中性粒细胞减少（5%）、白细胞减少（2%）、血小板减少（1%）；尼拉帕利：≥3 级血液学毒性事件主要有血小板减少（33.8%）、贫血（25.3%）、中性粒细胞减少（19.6%），且大部分发生在治疗的前 3 个周期。

（吴大保　周颖　吴颖其）

第五章　复发性上皮性卵巢癌的诊治

初始手术未达到 R0 标准是复发的重要因素,复发性卵巢癌的诊治是卵巢恶性肿瘤治疗的难点,争论也最为热烈。

1. 复发性卵巢癌的分型

(1) 生化复发:仅血清 CA125 水平升高,无临床及影像学证据。

(2) 铂敏感型复发:初治后达到完全缓解,停止治疗 6 月后复发。

(3) 铂耐药型复发:初治后达到完全缓解,停止治疗 6 月内复发。

(4) 难治性卵巢癌:经连续两种化疗方案治疗,无持续的临床获益。

2. 复发性卵巢癌的诊断

(1) 实验室检查:CA125、HE4 或其他敏感指标,如 CA199 等。

(2) 影像学检查:① PET-CT:能够提示是否有远处转移的证据;② 盆腹腔增强 CT(薄层扫描及三维重建为宜),PET-CT 不能替代;③ 有骨转移风险时行 ECT 检查;④ 脑转移行 MRI 平扫＋增强＋弥散 3.0T 检查。

3. 复发性卵巢癌的治疗

目前尚无统一的标准,主要为改善症状及提高生活质量为目的。NCCN 指南推荐:生化复发患者可以等到临床复发再治疗或立即治疗,或参加临床试验。

(1) 手术(再次肿瘤细胞减灭术):需综合考虑临床受益与风险利弊以及医院综合实力。NCCN 指南推荐手术指征:行化疗 6～12 月后复发;孤立病灶;无腹水。

(2) 化疗:

① 患者化疗需评估 2～4 疗程,若无临床获益,则考虑方案治疗无效;

② 铂敏感复发的患者可选择行 6 周期的以铂为基础的化疗;铂耐药的考虑无铂药物＋贝伐单抗治疗;

③ 靶向治疗、维持治疗(PARP 抑制剂的维持治疗)、免疫治疗等,部分需要临床试验。

(赵卫东　申震　李跃波)

第六章　术前 CT 评估

卵巢肿瘤是女性生殖系统常见肿瘤,而卵巢癌是女性生殖系统致死率最高的肿瘤。目前临床中应用较多的诊断方法有超声、CT 等。超声因价格低廉且无辐射,广泛应用于妇科疾患的诊断。但当肿瘤较大、成分复杂或有大量腹水时,其定位、定性诊断均存在较大困难。因多层螺旋 CT 扫描速度快、分辨率高,能在一次注入造影剂时获得完整的增强效果,故越来越常应用于卵巢肿瘤患者术前诊断。

一、检查方法

1. 检查前的准备

患者应空腹 4 h 以上,扫描前 1 h 饮水 500~1 000 mL,待膀胱充盈。

2. 检查方法

术前行腹盆腔螺旋 CT 平扫及增强扫描,扫描范围自膈顶至耻骨联合下缘,层厚 5 mm,层距 5 mm 连续扫描,管电压为 120 kV,管电流为 300 mA,薄层重建层厚为 1.25 mm。增强扫描对比剂用碘海醇 300 mg/mL (1.5 mL/kg),经肘前静脉由高压注射器注入,流率 2.5~3 mL/s。

增强检查的优势是可以提高病变与周围组织间密度对比,利于检出小病灶,帮助定位及定性诊断,显示病变与临近组织及血管的关系。当患者需排除盆腔结核或临床怀疑恶性肿瘤须行准确分期时,建议加做胸部 CT 平扫。

3. 后处理技术的应用

(1) 多平面重组(multiplanar reformation,MPR):包括冠状位、矢状位及任何方位的图像重建(图 6.1)。该技术要求使用扫描原始资料重建,层厚 1～2 mm。

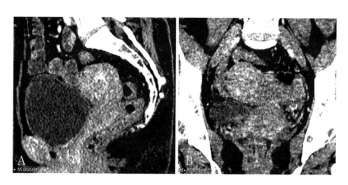

A. 矢状位   B. 冠状位

图 6.1   多平面重组

(2) CT 血管造影(CT angiography,CTA):用容积再现(volume rendering,VR)血管生长技术(add vessel,AV)进行肿瘤供血动脉成像,最大密度投影(max imumintensity projection,MIP)显示肿瘤血管及与周围器官的关系。

二、盆腔肿瘤的定位诊断

盆腔内的肿瘤起源包括消化系统、泌尿系统及生殖系统,当肿瘤体积较大、与临近脏器分界不清时,定位诊断显得尤为重要。可以利用多平面重建技术以显示病变与临近脏器的关系(图 6.2),也可以利用 CTA 技术显示肿瘤供血动脉,为肿瘤定位诊断提供依据(图 6.3)。

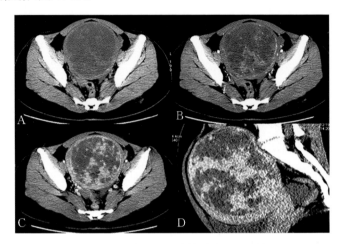

图 6.2　子宫平滑肌瘤伴黏液透明变性

A～C:横断位显示盆腔占位,呈渐进性强化,与临近子宫及左侧附件均分界不清,定位困难。D:矢状位显示病灶位于子宫轮廓内,外突肌瘤的轮廓与子宫轮廓相连续,可以确定肿瘤为子宫内来源。

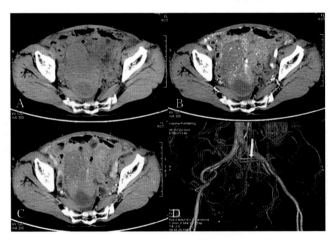

图 6.3　小肠高度风险性间质瘤

A～C:横断位显示盆腔内富血供占位,定位困难。D:血管 CTA 示病灶供血血管来源于肠系膜上动脉,高度提示肿瘤为消化道来源。

三、卵巢肿瘤的定性诊断

CT 图像上根据 CT 值的高低可以分为高密度、低密度及等密度，密度的不同对肿瘤定性有较大帮助。高密度提示病灶内含钙化、出血或骨化，或是一些特殊组织，如甲状腺等；低密度提示病灶内含水量较多(水肿、液化、渗出等)，或含脂肪、气体等；等密度提示病灶内的实性成分。

1. 卵巢常见囊性肿瘤的 CT 表现

卵巢的囊性占位主要有单纯性卵巢囊肿、畸胎瘤、卵巢囊腺瘤和卵巢囊腺癌。单纯性卵巢囊肿 CT 平扫呈边界清楚的类圆形囊性低密度占位，密度均匀，增强扫描无明显强化。典型的畸胎瘤内含低密度脂肪和钙化样的高密度，有助于与其他肿瘤鉴别(图 6.4)。卵巢囊腺瘤表现为边界清楚的囊性或囊实性的包块，体积较大，内见线样分隔。卵巢囊腺癌呈囊性、囊实性及实性，囊实性较多；囊壁和间隔局部不规则增厚，可见乳头状突起，突起内常见钙化；实性为主或实性型，内部常合并坏死；增强扫描囊壁、间隔、乳头和实性成分强化明显(图 6.5、图 6.6)。浆液性卵巢癌半数以上为双侧肿瘤；黏液性卵巢癌单侧多见，且黏液性卵巢癌的

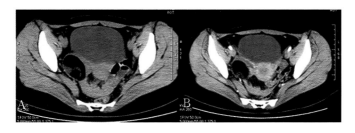

图 6.4 畸胎瘤

A~B:右侧附件区见类圆形混杂密度，边界清晰，内见低密度脂肪及等密度实性成分，增强扫描无明显强化。

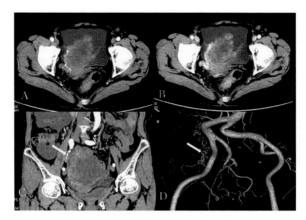

图 6.5 右侧卵巢高级别浆液囊腺癌

A～B:显示盆腔偏右侧类圆形肿块,以实性成分为主,边界不清,密度不均匀,内见坏死,增强扫描实性成分明显强化。C～D:显示供血动脉为右侧卵巢动脉,高度提示病灶来源于右侧卵巢。

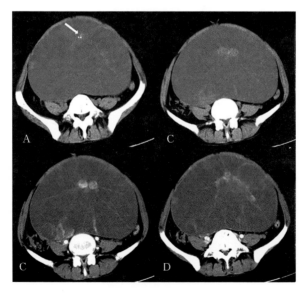

图 6.6 右侧卵巢交界性黏液囊腺瘤伴局部癌变

A～B:盆腔见较大多房囊实性占位,边界清晰,囊壁和间隔见乳头状突起,突起内见钙化。C～D:增强扫描实性成分强化明显。

囊性部分以多房多见,常可见囊套囊。卵巢透明细胞癌单侧多见,囊性为主的囊实性肿块,单房或多房;实性成分表现为腔内突起,血供丰富,增强扫描持续强化;病灶边界较清晰;较少合并腹腔积液(图 6.7)。

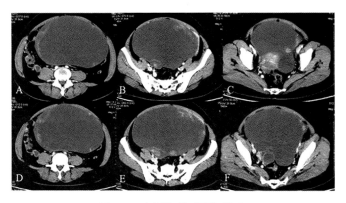

图 6.7 左侧卵巢透明细胞癌

A~F:盆腔内见较大囊实性占位,边界清晰,单房,内壁布满乳头状突起,增强扫描实性成分强化明显。

2. 卵巢常见实性肿瘤的 CT 表现

卵巢常见的实性肿瘤包括卵巢纤维瘤、纤维卵泡膜细胞瘤、卵泡膜细胞瘤、实性为主的卵巢颗粒细胞瘤、无性细胞瘤、转移瘤、实性为主的卵巢癌。卵泡膜-纤维瘤是起源于女性性索间质细胞的肿瘤,由成纤维细胞及卵泡膜细胞组成。根据其二者所含比例不同,可以分为 3 种亚型。这 3 种亚型之间的组织学的多向分化特性相互重叠,影像学诊断较为困难。这类肿瘤形态多呈圆形或类圆形,边界清楚,边缘光滑,以实性成分为主,增强后呈现缺乏血供肿瘤,实性部分轻度延迟强化或不强化。该类肿瘤影像学表现亦有不同之处可供鉴别:卵泡膜细胞瘤的 CT 平扫值低于纤维瘤,卵泡膜细胞瘤的强化程度高于纤维瘤(图 6.8)。卵巢颗粒细胞瘤亦属于卵巢性索间质来源的肿瘤,低度恶性,呈囊实性肿块,有分房分隔,蜂窝状改变,增强后呈中度强化。无性细胞瘤多见于青年与儿童,肿瘤内有纤维分隔,增强后强化程度明显。

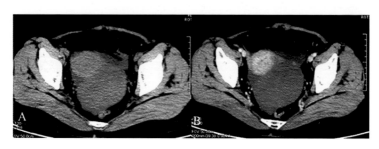

图6.8   左卵巢卵泡膜细胞瘤

A:左侧附件区类圆形等-稍低密度占位,边界清晰,边缘光滑,以实性成分为主。B:增强后强化不明显。

四、卵巢肿瘤的鉴别诊断

盆腔病变种类繁多,临床症状相似,影像学表现相对无特征性,导致容易误诊。我们应仔细综合分析临床特点和影像征象,提高临床的诊治水平。

1. 与感染性病变鉴别

与感染性病变的CT鉴别诊断主要需关注临床并检查全面。当患者有发热、转移性右下腹痛、血象增高,需警惕急性阑尾炎(图6.9);对不易控制的高热患者,伴有腹痛、腹胀、腹盆腔积液、环形强化的淋巴结,结节或肿块增强呈延迟强化,累及多个器官,如并发肺部结核,首先要考虑腹盆腔结核诊断的可能性(图6.10)。

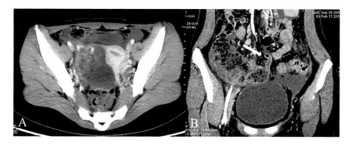

图 6.9　急性阑尾炎,右侧输卵管扭转坏死

A:右侧附件区见片状渗出样改变。B:MPR 显示阑尾明显增粗,周围见渗出,增强扫描延迟强化。

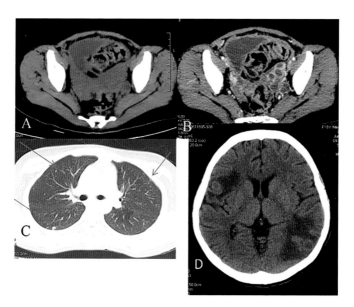

图 6.10　腹盆腔结核

A～B:腹膜明显增厚,盆腔积液,增厚的腹膜呈延迟强化。C:两肺多发结节,提示肺部结核。D:双侧颞叶结节伴周围脑实质水肿,提示脑结核。

2. 与卵巢转移瘤鉴别

卵巢转移瘤(secondary tumors of the ovary,STOs)与原发肿瘤临床症状无显著差异,易误诊;40%的STOs以转移灶为首发,尤其是结肠癌和胃癌;因此对于附件区包块,均不能排除转移可能。所以对于拟诊卵巢占位的患者,强调扫描范围要足够大。

首先关注肿瘤指标:① 80%的卵巢上皮源性肿瘤及70%的STOs患者血清CA125均可升高;② CA199、CEA、CA724升高,术前需完善肠镜及胃镜检查;③ CA125/CEA比值(<25)有助于提示结直肠转移癌。

其次结合影像表现:典型影像表现为双侧附件区、成分复杂(囊实性)的肿块;当怀疑腹膜假性黏液瘤时需要仔细寻找阑尾结构,排除阑尾黏液性肿瘤可能,若患者瘦弱、阑尾结构难以辨识,可注意腹水形态差异(图6.11);胃癌卵巢转移(图6.12)的发生率

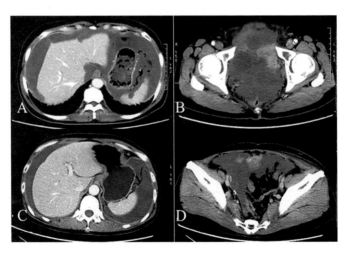

图6.11　卵巢高级别黏液性肿瘤伴双侧附件累及

A~B:腹盆腔内大量低密度病变,脏器边缘可见"扇贝样"压迹,以肝、脾边缘浸润改变为著,肠系膜、大网膜增厚或形成网膜饼样改变。C~D:右侧卵巢浆液囊腺癌ⅢC。腹盆腔大量积液,积液无明显张力。

与卵巢原发癌伴胃癌淋巴结转移程度密切相关,阳性转移淋巴结的数量对判定患者预后有重要的临床价值。

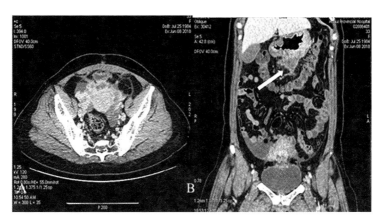

图 6.12 胃窦浸润型胃癌伴卵巢及腹盆腔转移

A:右侧卵巢实性占位,边界不清,腹膜增厚,盆腔可见积液。B:胃窦部胃壁增厚、中度强化,突出浆膜外,局部见不规则软组织肿块、并见坏死。

五、多层螺旋 CT 在卵巢癌分期中的价值

多层螺旋 CT(malti-slice CT,MSCT)能直接显示肿瘤大小、形态及密度,并能提示有无淋巴结转移和远处转移。当卵巢癌发生腹内种植转移时(图 6.13),卵巢表面肿瘤细胞脱落至右膈下、大网膜、子宫直肠陷凹、肝表面、小肠表面、小网膜等,影像表现可为渗出型(羽毛状)、结节型(污垢征)、饼状型(饼样网膜)。由于卵巢癌易发生腹膜转移,且大多数卵巢癌在就诊时已属Ⅲ/Ⅳ期,所以 CT 扫描范围须包括自膈顶至耻骨联合下缘,增强扫描有助于显示瘤体内部结构,也有助于显示小的腹膜种植灶。

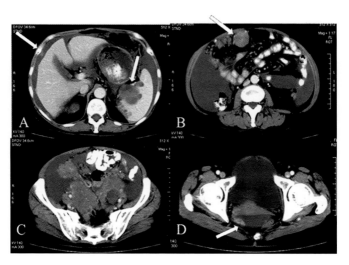

图 6.13　双侧卵巢浆液性乳头状腺癌

A:右膈下、脾脏表面多发种植转移灶。B:大网膜多发种植转移灶。C:盆腔组小肠表面多发种植转移灶。D:子宫直肠陷凹多发种植转移灶。

（韦炜　李君君）

第七章 卵巢恶性肿瘤手术的麻醉

一、概述:ERAS 理念在卵巢癌手术麻醉中的应用

卵巢癌手术因可能需多器官联合切除,包括全子宫、双附件、大网膜、腹壁腹膜、盆底腹膜、盆腔淋巴结切除、腹主动脉旁淋巴结、小肠,以及结肠、直肠、脾、肝脏、胆囊、胰腺肿瘤病灶,甚至膈肌(剥除/切除)、胸腔内淋巴结、肺叶等。巨大的手术创伤会产生一些严重并发症,如术中急性大量失血、低体温、重要脏器低灌注、凝血机制障碍、呼吸功能严重受损等。同时晚期肿瘤患者全身状况较差,术前常经历多次化疗;老年患者多见,心脑血管合并症多,对长时间的手术耐受力差。因此患者术后常需转至重症监护病房(ICU)继续治疗,并发症会直接影响患者术后恢复以及初次化疗时间,因此围术期的麻醉管理非常关键。

加速康复外科(enhanced recovery after surgery,ERAS),由丹麦的 Kehlet 教授在 20 世纪 90 年代提出,指采用有循证医学证据的一系列围手术期优化措施,减轻手术创伤及应激反应,促进患者术后早期进食和下床活动,以减少并发症,达到快速康复。精准麻醉调控、血流动力学治疗、血液保护、体温保护、保护性通气策略、多模式镇痛等是 ERAS 的核心环节。

　　ERAS 理念最早被应用于结直肠癌的手术,经过 20 多年的发展,已广泛应用于多个专科手术。将 ERAS 理念应用于卵巢癌手术麻醉,我们初期的临床研究结果显示,一系列优化麻醉管理的措施大大减少了患者肺部等重要脏器的并发症,降低 ICU 入住率或缩短入住时间,促进患者胃肠道功能早期恢复,使患者下床活动时间提前,显著改善了此类患者预后情况,因此 ERAS 理念在卵巢癌患者手术麻醉中的应用具有广阔的前景。

二、麻醉术前评估及健康教育

　　术前访视、评估对术中麻醉管理尤为重要。其意义在于:① 术前进行良好的沟通,评估患者的精神/认知状况、言语交流能力、肢体运动状况,以减轻患者紧张焦虑的情绪;② 术前的常规检查(血常规、血生化、心电图、胸片)对于评估患者的一般情况有所帮助;③ 对患者进行全面系统的评估,准确地评估患者的心肺功能、肝肾功能、代谢当量水平、营养状况、是否可疑困难气道以利于术中麻醉控制管理;④ 询问既往史,包括手术麻醉史、用药史(包括抗凝药物等)、放/化疗史、过敏史、脑卒中病史、心血管疾病病史、肺脏病史、内分泌疾病病史,对合并心律失常、未控制的左心功能衰竭、可逆的凝血功能障碍、严重贫血、血糖控制差的糖尿病、严重的水电解质紊乱等,及时组织相关专科会诊、优化治疗方案;⑤ 明确增补特殊检查,如 D-二聚体、超声排查下肢深静脉血栓,必要时肺部 CTA 检查;⑥ 有利于对患者进行 ASA 分级、手术难度分级。

　　因此,根据术前对患者的精准评估,麻醉医生可以制定个体化麻醉方案,减少患者在围手术期间风险,有利于患者术后的快速康复。

　　1. 精神状态的评估

　　多数患者因被诊断为肿瘤,术前存在不同程度的恐慌与焦虑情绪,担心手术的成功与安全,害怕术中、术后的疼痛及并发症;个别患者还会产生严重的紧张、恐惧、悲观等负面情绪,均会造成不良的应激反应,影响手术的顺利进行和术后的康复。故对患者所担忧的问题采取针对性的解答,以通俗语言说明手术、麻醉的主要步骤和流程,缓解患者紧张恐惧的情绪,增加患者对医护的信任程度,可无形地减少患者的不良应激。术前焦虑抑郁状态可导致麻醉药物使用增加、术后疼痛更加显著及住院时间延长,甚至术后死亡率增加。

2. 心脏评估

代谢当量(metabolic equivalent,MET)是维持静息代谢所需的耗氧量,1 MET=耗氧量 3.5 mL/(kg·min)。建议对患者术前进行运动耐量及心血管危险性评估,尤其是老年患者。进行运动耐量评估,如表 7.1 所示。

表 7.1　运动耐量评估表

代谢当量(MET)	问题:你能够进行下列活动吗?
1 MET	能照顾自己吗?
	能自己吃饭、穿衣、使用工具吗?
	能在院子里散步吗?
	能按 50~80 m/min 速度行走吗?
4 METs	能做简单的家务(打扫房间、洗碗)吗?
	能上一层楼或爬小山坡吗?
	能快步走(100 m/min)吗?
	能短距离跑步吗?
	能做较重的家务(拖地、搬动家具)吗?
10 METs	能参加较剧烈活动(跳舞、游泳)吗?

注:运动耐量分级:良好(>10 METs),中等(4~10 METs),差(<4 METs)。

改良心脏风险指数包括 6 个指标：① 缺血性心脏病史；② 充血性心衰史；③ 脑血管病史(脑卒中或一过性脑缺血发作)；④ 需要胰岛素治疗的糖尿病；⑤ 慢性肾脏疾病(血肌酐＞2 mg/dL)；⑥ 腹股沟以上血管、腹腔、胸腔手术。评估心因性死亡、非致死性心梗、非致死性心搏骤停发生风险：0 个风险指标＝0.4％,1 个风险指标＝0.9％,2 个风险指标＝6.6％,≥3 个风险指标＝11％。

3. 肺部评估

① 做好详细的病史采集和体格检查,在术前应明确患者的活动耐力情况和肺部疾病情况(肺功能、血气分析等)；② 术前控制 COPD、哮喘等疾病至最佳状态,必要时加用抗生素,哮喘患者应慎用 β 受体阻滞剂,以免诱发和加重哮喘；③ 肺部、膈肌有无病灶转移,对肺功能有无影响,有无胸腔积液,术前是否需要胸腔闭式引流等治疗；④ 戒烟；⑤ 术前加强呼吸肌、咳嗽训练；解释术后如何做好肺功能恢复锻炼并有效镇痛。

若肺功能 FEV_1＜600 mL, FEV_1％＜50％, PaO_2＜60 mmHg,则术后发生坠积性肺炎或咳痰困难的可能性大。

4. 卒中风险评估

建议所有老年患者术前进行卒中风险评估,评分 3～6 分者为高度风险,年复发率为 7％～9％,6 分以上者年复发率达 11％,如表 7.2 所示。根据评估结果,选择有效的预防性措施,如加强术中血压的监测、维持血压在基线水平以上并选择更安全的麻醉和手术方式。

5. 血栓评估

卵巢癌患者存在明显的血液高凝状态,易发生凝血机制紊乱。恶性肿瘤与凝血机制的紊乱存在相互促进的作用,肿瘤促进血栓形成,血栓也在一定程度上促进了肿瘤的生长和转移。一旦发生血栓会严重影响患者的生活质量和生命安全,采取规范的抗凝治疗可以有效降低其发病率。对患者 D-二聚体的动态检测、体内高凝状态及血栓预防的评估，并进行积极有效的抗凝治疗，对于改善肿瘤患者的预后有着重要意义。

表 7.2　Essen 卒中风险评分量表

危险因素	评分（分）
年龄＜65 岁	0
年龄 65～75 岁	1
年龄＞75 岁	2
高血压	1
糖尿病	1
既往心肌梗死	1
其他心脏病（除外心肌梗死和心房颤动）	1
周围血管病	1
吸烟	1
既往短暂性脑缺血发作（TIA）或缺血性脑卒中病史	1
总分	

建议术前常规行 D-二聚体检查，如术前患者出现以下症状：下肢疼痛，行走后加重并伴坠胀感，或出现不明原因的胸闷、呼吸困难、心慌、心动过速等，应检查患肢局部有无压痛，是否肿胀，双侧下肢周径是否有差异，行下肢彩色血管多普勒超声血流成像检查，检查下肢有无深静脉血栓，并进行 CT 肺血管三维扫描（CTA）检查排除肺栓塞。

6. 术前多学科讨论

根据患者一般情况，肿瘤扩散、手术、患者全身状况、麻醉管理难度，将卵巢癌手术麻醉进行管理难度分级。

（1）麻醉 ASA 分级：

ASA Ⅰ级　正常健康患者。无器官、生理、生化或精神系统紊乱。

ASA Ⅱ级　轻微系统疾病,代偿良好。如吸烟(未戒烟)、社交性饮酒、妊娠、肥胖(BMI 为 30～40 kg/m²)、控制良好的糖尿病和高血压、轻度肺疾病、非复杂性糖尿病。

ASA Ⅲ级　合并严重系统疾病。如糖尿病伴血管系统并发症;既往心肌梗死史。糖尿病或高血压控制较差、COPD、病态肥胖(BMI≥40 kg/m²)、活动性肝炎、酒精依赖或酗酒、心脏起搏器植入后、心脏射血分数下降(40%～50%)、终末期肾病进行定期规律透析、早产儿孕龄<37 周(60 周以内的早产儿)、心肌梗死、脑血管意外、短暂性脑缺血发作病史(TIA)或冠状动脉疾病伴冠脉支架植入(发病至今超过 3 个月)。

ASA Ⅳ级　合并严重系统疾病,危及生命安全。如充血性心力衰竭;不稳定型心绞痛,近 3 个月内发生过心肌梗死、脑血管意外、短暂性脑缺血发作病史或冠状动脉疾病伴冠脉支架植入,合并心肌缺血或严重心脏瓣膜功能异常、心脏射血分数重度下降(小于 30%～35%)、脓毒症、DIC、ARDS 或终末期肾病未接受定期规律透析。

ASA Ⅴ级　垂死的患者,若不进行手术则无生存可能,如胸腹部主动脉瘤破裂,颅内出血伴颅内高压,严重创伤或多器官多系统功能障碍,缺血性肠病导致心功能受损或 MODS。

ASA Ⅵ级　脑死亡患者,其器官拟用于器官移植手术。

(2) 妇科手术复杂性分级:① 全子宫＋双附件、大网膜、腹壁腹膜、盆底腹膜、盆腔淋巴结切除、腹主动脉旁淋巴结切除、小肠,每个选项 1 分;② 结肠切除、膈肌剥除/切除、脾、肝脏,每个选项 2 分;③ 直肠-结肠切除吻合术、胆囊、胰腺,每个选项 3 分。综合以上进行手术复杂性评分:① 低:3 分以下;② 中:4～7 分;③ 高:8

分以上。

（3）卵巢癌减灭手术麻醉管理难度分级（包括出血风险评估）：① Ⅰ型：患者一般情况尚可，肿瘤主要位于小骨盆，没有大量腹水，可能需要肠切除；② Ⅱ型：患者一般情况尚可，除小骨盆内有肿瘤以外，上腹部可有肿瘤转移，无大量腹水，但侵犯肝脏、脾脏，有肿大淋巴结，出血量估计在2 000 mL之内；③ Ⅲ型：患者年龄较大、有心血管合并症，伴广泛腹腔转移，大量腹水，侵犯肝脏、脾脏、膈肌，胸腔内转移、腹膜后肿大淋巴结，预计手术出血量超过2 000 mL。

三、精准麻醉

1. 麻醉深度调控

术中使用 Narcotrend、脑电双频指数（bispectral index，BIS）等仪器监测麻醉深度，利用肌松监测仪监测肌松程度，指导靶向输注镇静、镇痛、肌松类麻醉药物，术中有效控制麻醉药物剂量，精准调控麻醉深度及应激水平，避免麻醉药物使用过多或术中知晓的发生。

2. 靶控输注

靶控输注（target controlled infusion，TCI）是以药代-药效动力学理论为依据，通过计算机控制药物注射泵，以血浆或效应室药物浓度为调控目标从而控制麻醉深度，并可根据临床需要随时调整的一种给药技术。TCI 可以迅速达到并稳定于靶浓度，因此诱导时血流动力学平稳、麻醉深度易于控制、麻醉过程平稳，还可以预测患者苏醒和恢复时间，使用简便、精确、可控性好，且少有循环波动和术中知晓。

四、目标导向液体治疗

目标导向液体治疗（goal-directed fluid therapy，GDFT）是指根据患者的性别、年龄、体质量、疾病种类、术前全身状况及容量状态等采取的个体化补液方案，是高危手术病人最优化液体管理的重要组成部分，也是 ERAS 的重要组成部分。围术期液体治疗不恰当会造成多种并发症，尤其是老年患者心肺功能储备下降，易并发心力衰竭。GDFT 通过最优化心脏前负荷，既可维持有效血容量，保证微循环灌注和组织氧供，又可避免组织水肿，减少并发症，缩短术后住院天数。

复杂高危患者发生补液困难、快速大量失血等危急状况时，单纯依靠有创动脉血压、CVP 指导液体治疗常疗效不佳，心脏收缩舒张功能、外周血管阻力及肺水情况未知，血容量调控不准确，常导致微循环低灌注现象（乳酸升高）。因此，应在早期准确地对复杂高危患者进行精准的血流动力学监测，指导液体治疗，迅速恢复和维持机体有效的体循环和脑灌注，减轻患者重要脏器的继发性损害。

发生失血时，外周血管阻力（system vascular resistance，SVR）相应增加，即使心输出量（cardiac output，CO）已经显著下降，MAP 仍可维持正常，直到失血量达到总血容量的 18%。50%以上从休克中复苏回来的患者，即使生命体征正常，但仍然存在低灌注现象（乳酸升高），因此需要更精准的监测。

精准血流动力学监测包括：① 桡动脉穿刺置管测动脉压、血气分析；② 颈内静脉穿刺置管（三腔管）测中心静脉压、快速补液；③ LiDCO（锂稀释法测定心排血量）监测即刻心功能、血管张力、补液反应等指标；④ 股动脉置管 PICCO 监测血流动力学参数（容量、心功能、肺水等指标);⑤ Swan-Gans 导管(含血管鞘)进行快速补液、测肺动脉压,更准确地测量血流动力学参数。当出现急性大量失血等危重情况时,可借助于以上设施实施精准的血流动力学监测和治疗,包括动脉血气分析、快速大量输血、容量调节、内环境维护、凝血机制调节等抢救措施。

1. LiDCO(锂稀释法测定心排血量)监测

LiDCO 是一种连续无创/有创血流动力学监测,利用红外光传感器及双指套袖带,套于一侧食指及中指,模拟动脉波形,监测无创血压,或连接外周动脉的压力换能器,监测有创血压,计算脉压变异度(pulse presure variation,PPV)、每搏变异度(stroke volume variation,SVV)、CO、每搏量(stroke volume,SV)等血流动力学指标。有创外周动脉计算出的血流动力学指标受外界干扰较少,能准确监测危重患者的生命体征,因此较多使用。

(1) 治疗功能分类:① 即刻心功能的指标,如心输出量(CO)、每搏量(SV)、心脏功能指数(cardiac index,CI);② 血管张力的指标,如系统血管阻力(SVR),并能进行每搏指数(stroke volume index,SVI)、有创血压(invasive blood pressure,IBP)等的连续测量监测;③ 可以通过每搏变异度(SVV)、脉压变异度(PPV)等指标预计患者对补液等治疗的反应。

(2) 其他功能分类:① 容量/前负荷的指标:每搏量变异(SVV);② 后负荷指标:外周血管阻力 SVR;③ 心肌收缩力指标:心输出量(CO)、每搏量(SV)、心功能指数(CI)。

(3) LiDCO 监测血流动力学指标正常范围值如下:

心输出量/心排量 CO = (HR × SV)/1 000,正常值为 4.0~8.0 L/min。

心输出指数/心排指数 CI = CO/BSA(体表面积),正常值为 2.5~4.0 L/min/m^2。

每搏量 SV＝(CO/HR)×1 000，正常值为 60～100 mL/次。

每搏指数 SVI＝(CI/HR)×1 000，正常值为 35～60 mL/(次·m^2)。

体循环阻力/外周循环阻力 SVR＝80×(MAP-RAP)/CO，正常值为 800～1 200 dyne·s·cm^5。

2. 经食管超声多普勒监测

经食管超声多普勒监测(transesophageal echocardiography，TEE)，可用于监测急性血流动力学的改变，包括局部室壁运动异常、左室收缩舒张功能以及心脏的前后负荷。在这种即时的监测指导下输液，能够最大程度恢复血容量，使血液得以稀释，同时又能够避免因输液过多、前负荷加重而导致心脏衰竭。与传统热稀释法比较，TEE 同样可以准确测定患者的心功能而且无创，所以用 TEE 指导输液是准确可靠的。但是 TEE 的使用依赖于专业培训人员的专业操作。

3. PICCO 监测

PICCO(pulse indicator continuous cardiac output)监测采用的方法结合了经肺温度稀释技术和动脉脉搏波型曲线下面积分析技术，提供的参数不仅涵盖了常规监测手段的大部分内容，还提供了心输出量/心指数(CO/CI)、全心射血分数(global ejection fraction，GEF)、胸内血容量(intrathoracic blood volume，ITBV)、全心舒张末期容积(global end-diastolic volume，GEDV)、外周血管阻力(SVR)等参数、血管外肺水(extravascular lung water，EVLW)、肺毛细血管通透性指数(pulmonary vascular permeability index，PVPI)。心输出量/心指数(CO/CI)、全心射血分数(GEF)反映了心肌收缩功能；容量性指标包括胸内血容量(ITBV)和全心舒张末期容积(GEDV)，且不受胸膜腔内压变化的影响，较心脏充盈压(如 CVP、PCWP 等压力指标)更能直接反映心脏前负荷的变化;SVR 则反映了后负荷。实时监测这些参数,通过其动态变化可准确地反映心泵功能和血容量的真实情况。ITBV 已被许多学者证明是一项敏感、可重复的指标,比肺毛细血管嵌压(pulmonary capillary wedged pressure,PCWP)、左心室舒张末期容积(left ventriaclar end-diastolic volume,LVEDV)、中心静脉压(CVP)更能准确反映心脏前负荷的指标。

4. 漂浮导管监测

漂浮导管(balloom floation catheter)又称 Swan-Ganz 导管,主要通过外周或者中心静脉插入心脏右心系统和肺动脉来进行心脏及肺血管压力、心排血量等参数的测定。CVP 是上腔静脉进入右心房的压力,反映右房压,参考值为 $5 \sim 12$ mmHg。PCWP 反映前负荷及左心功能。PCWP<8 mmHg 时,合并心输出量降低,周围循环不良,说明血容量不足,此时应积极补液。PCWP>18 mmHg 时会出现肺淤血,此时需要适当利尿或停止输液。Swan-Ganz 导管通过监测 CVP、PCWP 来评价心脏前负荷情况。

PICCO、Swan-Ganz 导管监测下进行液体复苏,不仅有助于心脏达到适宜前负荷,还可监测 CI 及心脏后负荷,调节血管活性药物使用,协同提高心输出量至适宜水平,改善重要脏器灌注。相关研究表明:精准液体复苏可使失血性休克病死率明显升高;对重症患者严格限制液体管理可明显改善预后。

因此,此类患者早期准确地进行血流动力学监测,并迅速恢复和维持机体有效的体循环和脑灌注,可减轻重要脏器的继发性损害。

5. GDFT 具体实施方案

以 SVV<13%,EVLW 为 $3.0 \sim 7.0$ mL/kg 为主要目标,CI 为 $3.0 \sim 5.0$ L/(min・m²),ITVB 为 $800 \sim 1\ 000$ mL/m²,为辅助目标进行补液治疗。基础补液速度为 $4 \sim 6$ mL/(kg・h),如出现

容量不足时可考虑脉冲式液体治疗(pulse fluid therapy,PFT),即 15 min 快速输完 3 mL/kg 的乳酸钠林格液或者胶体溶液;术中维持 Hb≥90 g/L,HCT≥0.3,MAP≥65 mmHg,必要时输注浓缩红细胞、人工胶体、白蛋白或血浆,维持乳酸值<2.0 mmol/L。建议治疗方案如下:

(1) 当 SVV>13%时,给予脉冲式液体治疗;当 SVV<13%且 CI>2.5 L/(min·m²),MAP<65 mmHg 时,给予去甲肾上腺素或去氧肾上腺素维持血压;当 SVV<13%且 CI<2.5 L/(min·m²),MAP<65 mmHg 时,给予去甲肾上腺素或小剂量肾上腺素维持血压。

(2) 以 EVLW≤7 mL/kg 为液体治疗为主要目标,当 EVLW>7 mL/kg,MAP≥65 mmHg 时,可适当降低补液速度,并静注呋塞米,输注人工胶体、白蛋白或血浆,EVLW目标值≤7 mL/kg。

(3) 当 ITBV<800 mL/m² 时,给予快速脉冲式液体治疗,给予去甲肾上腺素或去氧肾上腺素维持血压;当 ITBV>1 000 mL/m² 时,静脉给予呋塞米,并减慢补液速度。

6. GDFT 监测套餐

特殊麻醉血流监测方案:① 方案 A:有创动脉监测＋颈内静脉置管(三腔),有条件 LiDCO 连续有创血流监测(SV、CO、SVR、CI、SVV);② 方案 B:有创动脉监测＋颈内静脉置管(三腔)＋PICCO 血流动力学监测,更精准地连续监测心脏前、后负荷,心肌收缩力,容量输液反应性等血流动力学指标;③ 方案 C:有创动脉监测＋PICCO 血流动力学监测＋颈内静脉置管(三腔＋血管鞘),有条件者置入 Swan-Ganz 导管或行 TEE,监测反映前负荷及左心功能的 PCWP 及其他多个指标。

依据患者的手术麻醉难易程度、全身状况综合评估后,选择合适的血流动力学监测治疗方案:① 麻醉 ASA 分级 Ⅰ～Ⅱ 级,妇科手术复杂性分级低,卵巢癌减灭手术麻醉管理难度分级 1,选择卵巢癌肿瘤细胞减灭术麻醉血流监测方案 A;② 麻醉 ASA 分级 Ⅱ～Ⅲ级,妇科手术复杂性分级中,卵巢癌减灭手术麻醉管理难度分级 2,选择卵巢癌肿瘤细胞减灭术麻醉血流监测方案 B;③ 麻醉 ASA 分级Ⅲ～Ⅳ级及以上,妇科手术复杂性分级高,卵巢癌减灭手术麻醉管理难度分级 3,选择卵巢癌肿瘤细胞减灭术麻醉血流监测方案 C,制定围术期麻醉方案。

五、血液保护

围术期血液保护是指围术期各个阶段联合应用不同医疗技术有目的地保护患者自身的血液,减少患者自身血液的丢失和对异体血输注的需求。如何降低患者围术期失血,减少血制品输注,进一步提高患者术后生存质量,是围术期血液保护技术的研究重点,也是麻醉医师的任务和目标所在。

1. 止血药物的应用

氨甲环酸(tranexamic acid,TXA)是一种人工合成的抗纤溶药,可竞争性结合纤溶酶原上的赖氨酸结合位点,阻止纤溶酶原的激活,保护纤维蛋白不被降解,从而发挥止血作用。2014 年的一项多中心研究显示,在晚期卵巢癌手术中,术前给予单次剂量的氨甲环酸(15 mg/kg,100 mg/mL)可以显著减少术中的失血量和输血量,研究者推荐氨甲环酸可作为晚期卵巢癌的标准预防性治疗。Wallace 等的研究也证实一系列优化输血措施能够减少妇科肿瘤开腹手术的失血,其中就包括依据循证医学而使用的 15 mg/kg剂量的氨甲环酸,推荐在切皮后 30 min 内使用完。因此,在卵巢癌减灭手术中使用氨甲环酸,有着重要的血液保护的作用。

2. 代血浆制品应用

(1) 白蛋白。白蛋白是一种极好的血容量扩充剂,5 g 白蛋白保留循环内水分的能力相当于 100 mL 血浆或 200 mL 全血的功能,对低血容量患者可迅速扩容及维持心搏量,在抢救急性创伤性、出血性休克等危重患者时效果显著。白蛋白在胶体渗透压的维持中约起到 80% 的作用。在各种原因所致的低白蛋白血症时,血浆胶体渗透压下降,液体向组织间隙扩散,形成组织水肿和胸、腹水。根据 Starling 定律,足够的血浆胶体渗透压可减少甚至逆转血管内容物的渗出。外源性白蛋白能通过其在血管内外的移动增加胶体渗透压,阻止液体从血管内转移到血管外,稳定有效循环血容量,改善肾小球灌注,从而稳定血压和减轻肾功能损害。术中补充足够的蛋白,还能改善此类患者的营养状态。

(2) 人工合成产品——琥珀酰明胶、羟乙基淀粉(hydroxyethyl starch, HEs)。牛胶原经琥珀化而成的分散型胶体液,可有效维持血浆的胶体透压,改善静脉回流和心排血量,加快血液流速,改善微循环,增加血液的运氧能力,还能减轻组织水肿,有利于组织对氧的利用。该药的渗透性利尿作用还有助于维持休克患者的肾功能。

按相对分子质量划分,有较低相对分子量 HES(相对分子量<100 000)、中等相对分子量 HES(相对分子量 100 000~300 000)和较高相对分子量 HES(相对分子量>300 000)3 种。按取代程度划分,有低取代级 HES(0.3~0.6)和高取代级 HES(≥0.7)两种。较低相对分子量的 HES 扩容强度小,高取代级 HES 因体内停留时间过长可能会发生体内蓄积和凝血机制受损。所以,中等相对分子量低取代级的 HES 在安全性和有效性上有优势,目前临床上常用的是 6% HES(130/0.4)。

3. 控制性低中心静脉压(controlled lower central venous pressure,CLCVP)

在临床肝切除术中出血,除了来源于入肝门静脉和肝动脉之外,还有可能来自肝静脉系统倒流的出血,有时肝静脉系统的出血量,影响手术野的暴露。右心房的压力在中心静脉压力下降的情况下,下腔静脉中由肝血窦和肝静脉流入的回流血量变多,进而使肝脏手术中切口处的出血量减少,从而能够有效控制手术中的输血和出血。

肝脏转移在卵巢癌血行转移中最为常见,进行卵巢癌细胞减灭术的同时切除肝内转移瘤,可改善患者的生活质量并延长生存期,因此主张尽可能切除肝实质内的转移病灶。如何减少此类手术肝脏手术出血尤为重要,CLCVP常予以实施。

(1) CLCVP的麻醉实施。通过对输液量的控制、术中硝酸甘油等扩管药物的应用,配合术中头低脚高位,以维持中心静脉压5 mmHg(1 mmHg=0.133 kPa)以下。降低中心静脉压力后,肝静脉的跨壁压力以及肝窦内的压力相应降低,有利于减少横断肝实质时肝静脉系统出血。

(2) 补液限制。控制补液是CLCVP麻醉技术的关键。根据手术进展情况补充晶体液或胶体液,通常情况下,75 mL/h 或 1~2 mL/(kg・h)的液体正常输注速度需要严格把控,假如患者在手术时尿量低于 25 mL/h 或者动脉收缩压低于 90 mmHg 时,即以200~300 mL 液体冲击输注,根据术中出血情况及血红蛋白浓度、凝血功能等决定是否输入血浆、红细胞或血小板。在肝脏部分切除并止血后,以胶体液和晶体液开始实施容量复苏,一般患者 Hb 高于 80 g/L 时不需要输注红细胞,患有冠心病或脑血管疾病的患者 Hb 不能低于 100 g/L。

(3) 血管扩张药的应用。目前,血管活性药及其使用剂量在

CLCVP 技术中暂未形成统一标准,静脉泵注硝酸甘油是目前常用的手段,速度为 0.5～3.0 ug/(min·kg),同时静脉输注去甲肾上腺素 0.01～0.10 ug/(min·kg),维持 MAP≥60 mmHg。术中 MAP≤60 mmHg 超过 5 min 时,依次采用恢复平卧位、加快输液、减少硝酸甘油输注、提高去甲肾上腺素输注速率等方法处理,直至 MAP≥60 mmHg 以上。

(4) 体位的选择。垂头仰卧体位(特伦德伦伯体位,头低 15°)能够进行弥补,抵消手术和禁食造成的血容量的降低,同时能促进下肢的静脉回流。此外,手术中空气栓塞的预防以及静脉回心血量的提高都能够通过头低位实现。

但有研究指出,虽然右心房和上、下腔静脉能够通过头低位增加其血容量,从而使静脉空气栓塞的概率降低,但是通过 CLCVP 技术却不容易达成,反而会增加出血量。他们研究发现,在术中采取头高位即利用反特伦德伦伯体位,能有效安全地维持 CLCVP,并避免了需要复杂的药物介入来实现 CLCVP。对于头低位难以维持 CLCVP 的患者可以采用头高位。

(5) 不良事件。虽然低 CVP 水平与降低失血量相关,但同时也会使空气栓塞、全身组织灌注不足、肾衰竭等并发症的发病风险增高,需严密监护。

4. 输血

卵巢癌手术术中常出现大量出血,输血与血液保护问题愈加备受关注[①]。

(1) 术前评估。既往输血史及有无输血并发症;有无先天性或获得性血液疾病;有无服用影响凝血功能的药物,如阿司匹林、

---

① 以下输血治疗指征及原则引自《中华医学会麻醉学分会:围手术期输血共识(2014)》。

华法林等;有无活动性出血或急、慢性贫血情况;一般体格检查;实验室检查结果,包括血常规、凝血功能检查、肝功能、血型鉴定(包括 ABO 血型和 Rh 血型)、乙肝和丙肝相关检查、梅毒抗体以及 HIV 抗体等;术前重要脏器功能评估。

（2）围手术期输血相关监测。失血量监测:密切观察手术失血量(如吸引器和纱布计量);重要脏器灌注或氧供监测:包括血压、心率、脉搏、血氧饱和度、尿量、血红蛋白量或红细胞压积(HCT),必要时监测血气和酸碱平衡、电解质、混合静脉血氧饱和度和胃黏膜 pH(pHi);凝血功能监测:包括血小板计数、PT、APTT、INR、纤维蛋白原水平以及血小板功能评估等,必要时监测血栓弹性图(TEG)等。

（3）红细胞输入指征。① 血红蛋白＞100 g/L 的患者围术期不需要输红细胞。② 以下情况需要输红细胞:血红蛋白＜70 g/L,尤其在急性失血时;术前有症状的难治性贫血患者;对铁剂、叶酸和 $Vit B_{12}$ 治疗无效者;术前心肺功能不全和代谢率增高的患者(应保持血红蛋白＞100 g/L 以保证足够的氧输送)。③ 血红蛋白在 70～100 g/L,根据患者心肺代偿功能、有无代谢率增高、年龄以及有无进行性出血等因素决定是否输红细胞。④ 临床工作可按下述公式大约测算浓缩红细胞补充量。浓缩红细胞补充量＝(HCT 预计×55×体重－HCT 实际测定值×55×体重)/0.60。

（4）血小板输入指征。① 血小板计数＞$100×10^9$/L,不需要输血小板。② 术前血小板计数＜$50×10^9$/L,应考虑输注血小板(产妇血小板计数可能低于 $50×10^9$/L 而不一定输注血小板)。③ 血小板计数在 $50×10^9$～$100×10^9$/L,是否输入取决于:出(渗)血是否不可控制;腔隙内手术有继续出(渗)血可能;影响血小板功能的相关因素,如体外循环、肾衰、严重肝病等。④ 经实验室检查确定有血小板功能低下且有出血倾向者。⑤ 每单位浓缩血小

板可使成人增加 $7×10^9$～$10×10^9$血小板数量。

(5) 血浆制品输入：新鲜冰冻血浆(FFP)、冰冻血浆、新鲜血浆。目的：补充凝血因子和血浆蛋白。使用 FFP 的指征：PT 或 APTT＞正常 1.5 倍，或 INR＞2.0，创面弥漫性渗血；患者急性大出血输入大量库存全血或浓缩红细胞(出血量或输血量相当于患者自身血容量)；病史或临床过程表现有先天性或获得性凝血功能障碍；紧急对抗华法林的抗凝血作用(FFP：5～8 mL/kg)。使用说明：新鲜冰冻血浆内含全部凝血因子及血浆蛋白；每单位 FFP(相当于 200 mL 新鲜全血中血浆含量)可使成人增加约 2%～3%的凝血因子；用时需要根据临床症状和监测结果及时调整剂量；不应该将 FFP 作为容量扩张剂。

(6) 输冷沉淀[补充纤维蛋白原和(或)Ⅷ因子]指征：① 纤维蛋白原浓度＞150 mg/dL，一般不输注冷沉淀；②以下情况应考虑输注冷沉淀：存在严重伤口渗血且纤维蛋白原浓度小于 80～100 mg/dL；存在严重伤口渗血且已大量输血，无法及时测定纤维蛋白原浓度的儿童及成人轻型甲型血友病、血管性血友病、纤维蛋白原缺乏症及凝血因子Ⅷ缺乏症患者；严重甲型血友病需加用Ⅷ因子浓缩剂。纤维蛋白原浓度应维持在 100～150 mg/dL 之上，并根据伤口渗血及出血情况决定补充量。一个单位冷沉淀约含 250 mg 纤维蛋白原，使用 20 单位冷沉淀可恢复到必要的纤维蛋白原浓度。

(7) 大量失血的药物治疗：围术期首先排除外科引起的出血后，应考虑使用全身或局部止血药；大失血时，若传统的治疗手段均失败，可考虑使用重组活化Ⅶ因子。

(8) 相关因素的治疗：避免围术期低温，当体温＜34 ℃时将影响血小板功能和延长凝血酶激活；及时诊断并有效治疗严重酸中毒和严重贫血，当 pH＜7.10 时也明显影响凝血功能；维持适当的 HCT,HCT 明显下降也影响血小板粘附和聚集。

六、体温保护

手术期间低体温的发生率仍然很高,低体温造成的一系列病理生理学改变与围术期心肌缺血、凝血疾病和伤口感染等并发症相关,并会延迟拔管时间并延长在 PACU 的滞留时间,增加住院费用,对于患者预后有很大影响。如何进行有效的体温保护是现在的研究热点之一,强制气流加温系统、热辐射加温系统等均有体温保护作用,随着研究的深入,带搏动性负压温水系统和经股静脉新型血管内加温方法被证实是很有前景的术中加温技术。

七、保护性通气策略

全麻过程中有多种因素作用于呼吸系统,机械通气是保证患者肺部通气的重要手段,但也有可能诱发机械通气相关性肺损伤(VILI),由此更多的肺保护性通气策略被提出,且部分被证明可降低急性呼吸窘迫综合征(ARDS)和急性肺损伤(ALI)等肺部并发症的发生率。

肺保护性通气策略主要体现在小潮气量、低 PEEP、行肺复张策略及控制 FiO_2 等方面。肺保护性通气策略是在保证机体氧合和氧供的前提下,防止肺泡过度扩张或塌陷,减少 VILI 的发生,降低术后患者肺部并发症和减少患者死亡率的通气策略。

八、多模式镇痛

术后镇痛对于促进患者术后尽早恢复、降低术后并发症发生率十分重要。临床上术后镇痛模式、镇痛药物的种类很多。有研究表明多模式镇痛对于开腹手术术后镇痛效果良好,有临床推广价值。开腹手术术后镇痛方式包括患者自控静脉镇痛、硬膜外镇痛、肌内注射镇痛、口服镇痛药。随着超声技术的发展,使得椎旁、腹横肌平面阻滞技术和竖脊肌筋膜下阻滞技术在镇痛领域得到广泛开展。镇痛药包括阿片类镇痛药和非甾体抗炎镇痛药,其作用机制及镇痛效果不同。镇痛药物的联合使用可有效减少不良反应的发生,使术后的镇痛效果更加确切。

卵巢癌减灭手术切口长(复杂手术为耻骨联合至剑突),手术拉钩牵拉时间长,探查、暴露术野产生的内脏挤压损伤,需术后有效的镇痛。镇痛方案应包括炎性痛、内脏痛及切口痛的控制,术毕长效局麻药、多点腹横肌平面阻滞或腹直肌鞘阻滞控制切口痛;环氧化物酶抑制剂氟比洛芬酯超前镇痛控制炎性痛,术后48~72 h持续硬膜外或静脉镇痛,加入羟考酮可加强对内脏痛的调控,加入中枢性抑呕药预防恶心呕吐,可全面有效镇痛。

九、不良事件应急预防处理措施

1. 术期输血不良反应

包括:非溶血性发热反应、变态反应和过敏反应、溶血反应、细菌污染反应、循环超负荷、出血倾向、电解质及酸碱平衡失调、输血相关性急性肺损伤、传染性疾病。

(1) 预防措施。输血前应由两名医护人员,严格核对患者姓名、性别、年龄、病案号、床号、血型、交叉配血报告单及血袋;严格检查标签各项内容、血袋有无破损渗漏、血液颜色是否正常,准确无误方可输血。在输血过程中应仔细、定时查看是否存在输血反应的症状和体征,包括荨麻疹、发热、心动过速、低血压、脉搏血氧饱和度下降、气道峰压升高、尿量减少、血红蛋白尿和伤口渗血等。

（2）治疗措施。首先应立即停止输血，并核对受血者与供血者姓名、血型，采取供血者血袋内血液和受血者输血前后血液样本，重新化验血型并进行交叉配血试验，做细菌涂片和培养；保持静脉输液通路畅通和呼吸道通畅；进行抗过敏或抗休克治疗；维持血流动力学稳定和电解质、酸碱平衡；保护肾功能，碱化尿液、利尿等。

2. 肺栓塞

卵巢恶性肿瘤晚期患者术前经常伴有高凝状态，围术期往往出现无先兆的深静脉血栓，血栓一旦脱落，即发生肺栓塞。为有效预防深静脉血栓的发生，患者围术期都需定时检测 D-二聚体。围术期还需使用低分子肝素治疗方案，术中严密监测生命体征，使用下肢加压装置。

一旦发生肺栓塞，治疗原则如下：

（1）血液动力学支持，改善右心功能，降低肺动脉压力和肺血管阻力，并适当扩容。

（2）呼吸支持，鼻导管或面罩吸氧，必要时气管插管进行呼吸机或麻醉机治疗。

（3）抗凝治疗，如肝素。

（4）溶栓治疗，如尿激酶。

（5）必要手术治疗，如体外循环下肺动脉取栓术，静脉滤器置入术，经皮导管介入治疗等。

3. 膈肌病灶切除的麻醉处理

晚期卵巢癌细胞通常沿着腹膜表面突破脏器的界限转移至上腹腔，并可以转移至腹腔的任何一个部位，更多的是淤积于腹膜液的循环中，膈肌转移常见。膈肌病灶切除术包括膈肌病灶凝固术、膈肌剥除术、膈肌病灶凝固术＋膈肌剥除术、膈肌整块切除术（包括肌肉层和表面的腹膜切除）。

病灶较小的膈肌病灶切除,可直接间断褥式缝合修补,麻醉处理为膨肺排气;在处理病灶较大的膈肌病灶时,需使用人工补片材料,还常需要做胸腔闭式引流,避免术后肺不张、胸腔积液、胸腔感染,必要时进行术后呼吸机支持,以促进患者呼吸功能的恢复。

4. 急性失血致低血压休克

预防措施为术前必须多学科病例讨论,联系血库做好备血应急方案;术中一旦出现急性大量出血,及时输血、输液、输注白蛋白,适当使用血管活性药物,保持重要脏器供血;做好体温监测保护,保证体温正常;出血量大于 3 000 mL 时,需监测凝血机制,并及时输注凝血酶原复合物、纤维蛋白原等凝血成分物质;术中血气分析检查,指导输血并保持内环境稳定。

5. 术后患者转归

术毕患者血流动力学、凝血机制、内环境等指标经过治疗后恢复或接近正常,术后可转入 PACU 拔管;如存在血流动力学不稳定、呼吸功能恢复差及电解质、内环境紊乱,则应转入 ICU,继续治疗。

(谢言虎　章蔚　柴小青　魏昕)

第八章　卵巢癌肿瘤细胞减灭术术中护理配合标准流程

一、常规护理

（一）用物准备

（1）常规器械：剖腹器械、胸止S、全子宫补充、简易三叶拉钩（图8.1）。

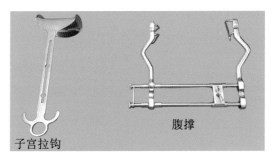

子宫拉钩

腹撑

图8.1　简易三叶拉钩(2件)

（2）特殊器械：金属吸引器、静脉拉钩。

（3）备用器械：腹腔自动拉钩（21件）（图8.2）、肠荷钳（图8.3）、妇科减瘤器械（85件）（图8.4）、减瘤血管器械（27件）（图8.5）。

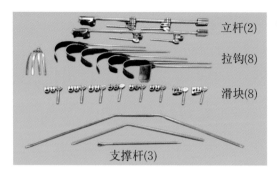

立杆(2)

拉钩(8)

滑块(8)

支撑杆(3)

图 8.2　腹腔自动拉钩(21 件)

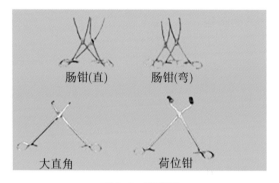

肠钳(直)　　肠钳(弯)

大直角　　　　荷位钳

图 8.3　肠荷钳

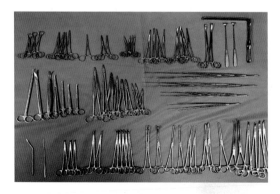

图 8.4　妇科减瘤器械(85 件)

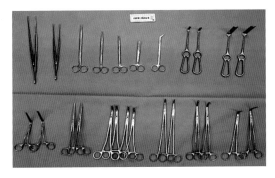

图 8.5　减瘤血管器械(27 件)

（4）敷料：剖腹包、手术衣、大敷料(中单 2 块、中包布 1 块、治疗巾 2 块)。

（5）常规一次性物品：小纱布，长条纱布和盐水垫若干，电刀，15 cm 电刀头吸引器连接管，成人套针，10×20 胖圆针，$1^{\#}$、$4^{\#}$、$7^{\#}$ 丝线若干，冲洗器，$20^{\#}$ 三腔导尿管，引流袋，230 cm 双极电凝镊，短超声刀头，灯罩，$11^{\#}$、$22^{\#}$ 刀片，3L 显微镜套，输液管，备 $28^{\#}$ 双套管，乳胶管，硅胶引流球，$8^{\#}/10^{\#}$ 硅胶管 2 根，小纱布 10 块，长条纱布 50 条，盐水垫 3 块。

（6）特殊缝线：可吸收线($0^{\#}$ 段装、$2\text{-}0^{\#}$ 段装、$3\text{-}0^{\#}$ 段装、$4\text{-}0^{\#}$ 段装、$0^{\#}$ 可吸收线、$2\text{-}0^{\#}$ 可吸收线、$0^{\#}$ PDS、$4\text{-}0^{\#}$ PDS)血管缝线($4\text{-}0^{\#}$ 滑线、$3\text{-}0^{\#}$ 滑线、$5\text{-}0^{\#}$ 滑线)荷包线、减张缝合套件备用。

（7）特殊耗材：卵巢癌肿瘤细胞减灭手术套盒、涤纶心脏修补材料(图 8.6)、智业 HX-45、智业直线切割闭合器 75/100、美外

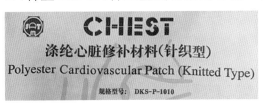

图 8.6　涤纶心脏修补材料

CDH25/29、双丁管及导丝。

卵巢癌肿瘤细胞再次减灭术时无需全子宫补充,需 8×20 圆针,其他同初次减灭术物品准备。

（二）术中体位——人字形分腿仰卧位

1. 适用手术类型

卵巢癌肿瘤细胞减灭术。

2. 目的

癌症累及肠道或膀胱、输尿管时,为进行肠道手术吻合肠管或进行膀胱镜、输尿管镜做准备。

3. 人字形分腿仰卧位手术床单位的准备

（1）手术床上铺中单后,于中单上呈菱形铺一块 80 cm×80 cm 中包布（图8.7）,用于固定双上肢。

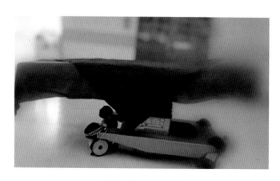

图8.7　中包布

（2）于患者骶尾部区域距离手术床背板下缘 5 cm 处,再于菱形中包布上加铺一块 4 折包布（图8.8）,用于臀下铺巾时协助抬高臀部,方便臀下无菌巾的铺入。

4. 操作规范

麻醉前让患者臀部下移至骶尾部超出手术床背板 5 cm 处,骶尾部垫啫喱垫;双上肢功能位放置固定在身体两则;双下肢分别放置并妥善固定于两腿板上,调节腿板,使双下肢分开约 60°(图 8.9);眼睛自然闭合,使用眼贴保护;枕部垫头圈。

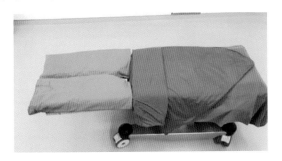

图 8.8　4 折包布

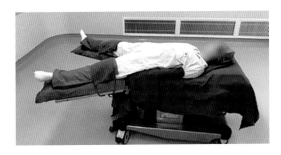

图 8.9　分开双下肢(约 60°)

5. 人字形分腿仰卧位的消毒范围

上至两乳头连线,下至大腿上 1/3 包括会阴部,两侧至腋中线(图 8.10)。

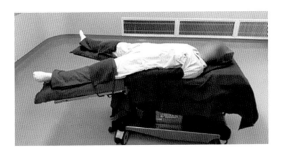

图 8.10　消毒范围

6. 人字形分腿仰卧位的铺巾

（1）臀下垫一块中包布加一块治疗巾（图8.11、图8.12）。

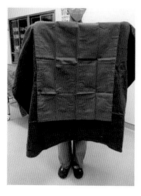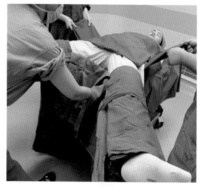

图 8.11　中包布　　　　　图 8.12　治疗巾

（2）大腿根部各铺一块治疗巾，肛门部铺一块治疗巾，并用巾钳固定（图8.13、图8.14）。

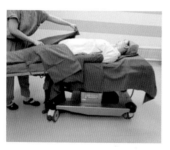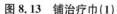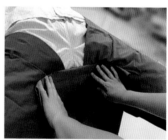

图 8.13　铺治疗巾(1)　　　　图 8.14　铺治疗巾(2)

（3）以切口为中心，从阴阜开始逆时针铺四块手术巾（图8.15～图8.18）。

（4）双下肢包裹中单，先盖大腿内侧再盖外侧，上缘覆盖至大腿根部（图8.19、图8.20）。

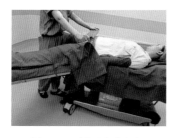 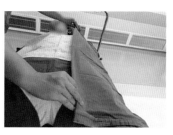

图 8.15　铺手术巾(1)　　　　图 8.16　铺手术巾(2)

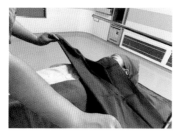 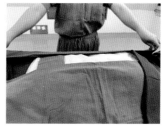

图 8.17　铺手术巾(3)　　　　图 8.18　铺手术巾(4)

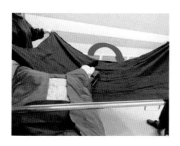 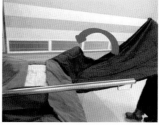

图 8.19　包裹中单(1)　　　　图 8.20　包裹中单(2)

（5）头侧、尾侧各铺一块中单,尾侧中单双折(图 8.21、图 8.22)

（6）铺洞巾,床尾部分反折至患者踝关节,于升降台上套显微镜套(图 8.23、图 8.24)。

（7）将升降台置于床尾并铺上中包布(图 8.25、图 8.26),使之与洞巾无缝衔接。铺巾完成。

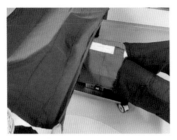

图 8.21　铺中单(头侧)

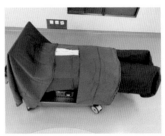

图 8.22　铺中单(尾侧)

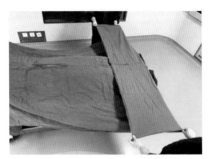

图 8.23　铺洞巾(1)

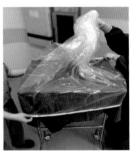

图 8.24　铺洞巾(2)

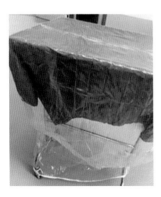

图 8.25　铺中包布(1)

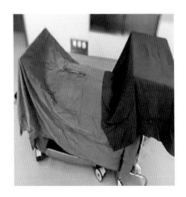

图 8.26　铺中包布(2)

（三）简要手术步骤与配合方法

（1）手术医生、麻醉医生、巡回护士进行切皮前三方核查（time out）后方可开始手术。

（2）切开皮肤、进腹探查：弯盘内置有齿镊、22#刀片传递至传递区，取下腹正中纵切口左侧绕脐长约 20 cm。电刀切开皮下组织，腹直肌前鞘，分离腹直肌，打开腹膜一小口，吸引器深入腹内吸出盆腹腔腹水。充分打开腹膜，洗手探查肿瘤大小及与周围组织粘连情况，递血管钳，超声刀取少量卵巢病灶送冰冻，若冰冻提示不排除恶性肿瘤，并于大网膜、肠管、肝脏表面等多脏器发现可疑病灶，可行肿瘤细胞初次减灭术，遂上沿切口至剑突下，暴露肝圆韧带，递双大弯钳钳夹，组织剪离断，7#线套扎或大圆针 7#线缝扎，安装腹腔自动拉钩暴露术野。

（3）处理子宫韧带：递大弯钳钳夹两侧圆韧带，组织剪离断，10×20 圆针 7#线或 0#段装线缝扎，血管钳钳夹远端缝线作牵引，长组织剪剪开阔韧带前叶，推开膀胱侧窝和直肠侧窝，处理骨盆漏斗韧带，下推膀胱。

（4）处理两侧卵巢动静脉：10×20 圆针 7#丝线或 0#段装线缝扎血管残端。递超声刀打开膀胱腹膜反折处，下推膀胱，暴露宫颈，充分游离盆壁腹膜并暴露两侧输尿管。暴露子宫血管，递血管钳钳夹，剪刀离断，近端 10×20 圆针 7#线缝扎，并用 7#线结扎加固，最后进行远端缝扎，同法处理对侧。

（5）切开阴道穹隆：递直角钳钳夹阴道壁，11#刀片或穹隆剪剪切开阴道，艾利斯钳钳夹宫颈后唇，超声刀沿宫颈凝切阴道穹隆及两侧骶主韧带，取出全子宫＋双侧附件标本。卵圆钳钳夹碘伏长条纱布塞入阴道（术后取出），碘伏小纱布消毒阴道残端，0#可吸收线缝合阴道残端。

（6）盆腔淋巴结清扫：递盐水垫上推肠管，递 S 拉钩、静脉拉钩显露髂血管、髂内动脉、髂外动脉，递弯组织剪锐性分离淋巴结，并用胸止钳钳夹，递 1# 丝线结扎或小圆针 1# 线缝扎止血。

（7）切除大网膜：助手持血管钳牵引大网膜，电刀打开网膜囊，递血管钳，沿胃大弯及横结肠肝区至脾区依次钳夹，组织剪剪断，1# 或 4# 线套扎网膜断端，取下大网膜，洗手护士将其放置于干燥容器妥善保管。

（8）若累及侧腹膜及盆底腹膜：递海绵钳夹持小纱布块钝性分离壁腹膜，库克钳和超声刀切下腹膜上的病灶，双极电凝止血。

（9）若累及肝脏：递长无损伤镊和超声刀切下肝脏表面病灶，双极电凝止血。小血管出血可用 4-0# 滑线缝合，若行肝脏部分切除，用肝针缝合断面。

（10）若累及膈肌：递艾利斯钳和超声刀切开膈肌，切下病灶，若膈肌开口较小，可递 0# PDS 线缝合；若开口较大，备涤纶心脏修补材料；若剥离膈肌病灶，用海绵钳夹持小纱布块钝性分离，术后置胸腔闭式引流管。

（11）若累及部分结肠，行全结肠切除＋空肠直肠吻合术：递温盐水垫包绕小肠并推向下方。直线切割闭合器自回肠末端离断升结肠。超声刀沿右结肠弯沟游离升结肠与腹膜，继续向左分离至脾曲，沿左结肠沟向下游离至乙状结肠末端，结肠系膜内血管予 1# 丝线结扎，直线切割闭合器于乙状结肠与直肠交界处，离断肠管，取下全结肠，递电刀打开空肠侧壁，碘伏小纱布消毒，7×17 圆针 4# 线或荷包线缝合荷包，放入抵钉座。摆开人字位，充分扩肛，碘伏水冲洗肛门，石蜡油润滑吻合器，行回肠、直肠吻合。吻合口予 4-0# 段装线加固，空肠末端依据术中情况作预防性造瘘口。

（12）若累及脾门：递超声刀继续切开胃结肠韧带和胃脾韧带，进入小网膜腔，显露胰体、尾部。于胰上缘触及脾动脉，递胸止钳游离脾动脉周围组织，暴露脾动脉后，递直角钳勾出，7$^\#$线于脾动脉上间隔 0.5 cm 结扎两次，超声刀离断，超声刀分别凝切脾结肠韧带，脾肾韧带，脾膈韧带及脾蒂周围结缔组织，暴露脾门动静脉，递胸止钳，剪刀离断，4$^\#$线套扎，4-0$^\#$滑线缝血管断端。

（13）关腹：肉眼检查无明显病灶，温蒸馏水（43～45 ℃）浸泡5～10 min，再次检查无出血。所有手术人员更换手套，放置引流管，逐层关腹，必要时置入切口引流管或皮片引流。

（14）再次减灭术：省略步骤（3）和步骤（4），其他步骤同初次减灭术。

（四）器械护士配合要点

（1）器械护士提前 15 min 洗手，标准化整理摆放器械车/台（图 8.27、图 8.28），严格执行术前原位清点原则。

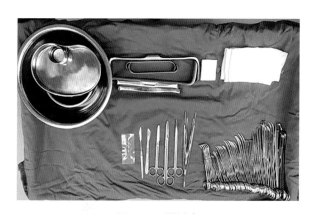

图 8.27　器械车

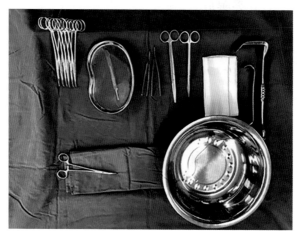

图 8.28　升降台

（2）术中严格执行无菌无瘤原则：无菌器械台严格分区，污染或疑似污染物应及时更换放置指定区域，无菌区域潮湿，及时加盖无菌巾或更换，接触过阴道或宫颈的器械放在相对污染区。用 43 ℃蒸馏水冲洗盆腹腔，冲洗前弃去术中使用过的纱布并更换吸引器头。弃用接触过瘤体的器械并放置在器械台指定区域。

（3）标本管理：术中切下的标本妥善放置，标识清楚、及时送检。较大标本，如网膜、直肠、子宫双附件、部分肝脏、脾脏等，可由巡回护士准备标本袋，收集标本后逐一核对标识，较小淋巴结可由台上器械护士准备弯盘，按照解剖位置放置。

（4）电外科器械管理：术中用到的电外科设备，如电刀、双极电凝镊、超声刀等。台上器械护士在电外科器械不用时应及时收回，预防误触发引起电灼伤。术中妥善固定线路避免缠绕，及时擦除刀头焦痂和血渍，并检查超声刀垫片的完整性。

（5）术中纱布、缝针去向管理：注意及时从术野回收消毒阴道残端的小纱布,并妥善放置,提醒医生手术后取出阴道内塞碘伏长条纱布;切口周围切忌堆积纱布,及时了解纱布填塞位置、数量和去向;缝针放置固定位置,做到针不离持,眼不离针,及时收回缝针。

（6）器械预处理:手术结束与巡回护士清点台上一切物品,检查器械性能完好、数目准确后,经器械护士预处理后送污洗间并与供应室交接。

（7）污敷料处理:器械护士术后将污敷料内杂物清除后,将全部污敷料用清洁布巾包裹打包后投入污敷料收集袋内,由洗衣房集中回收处理。

（五）巡回护士配合要点

（1）术前访视:手术前一天去病区和手术医生沟通,了解患者手术方式和手术风险,针对性进行宣教。

（2）严格执行三方核查:麻醉实施前、手术开始前、患者离开手术前严格执行三方核查内容。

（3）手术间管理:合理规划手术间布局和人员定位及线路布局(图 8.29),限制手术间人数,减少进出人员次数,严禁术中开启后门。

（4）“路径式”综合保温护理:术前 60 min 手术床铺保温毯覆盖小棉被预保温、术中在鼻温监测下采取综合保温如输液加温仪、暖风机、保温毯等,术后与 PACU 交接体温并注意延续性保温。

（5）术中压力性损伤的预防:术前手术床枕部垫头圈,骶尾部垫啫喱垫或康惠尔贴;双足跟垫啫喱足跟垫;术中眼睛用贴膜闭合;双侧肢体管道处皮肤贴敷贴保护,预防压力性损伤。

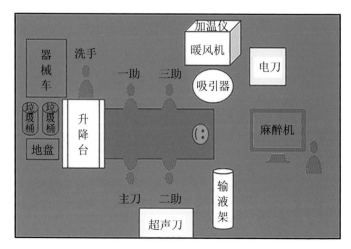

图 8.29　手术间布局和人员定位及线路布局

（6）标本管理：术中收集腹水及时标记送检。术中及时与送检医生核对冰冻标本并在提示墙标注，病理标本需手术医生、洗手护士、巡回护士核对无误后送检，由送检医生扫码登记，巡回护士至病理间再次核对病理申请单、病理标签与登记信息是否一致。

（7）术中巡视：术中每小时巡视观察患者的生命体征、体温、出血量、尿量、腹腔引流液；仪器设备的工作状态；密切观察手术进程，肿块临近重要脏器和血管时，清扫腹主动脉和盆腔淋巴结时备血管器械和滑线，根据出血量和动脉血气分析及时通知专人取配血制品；遵医嘱使用白蛋白、氨甲环酸、输血制品等并注意调节液体滴速。

（8）术中管理：及时在可视化提示墙填写术中添加物品及术中关注重点内容和交接班项目，并确保护理文书与麻醉单、手术记录单的一致性。

（9）严格执行清点原则：及时把控清点时机，根据术中情况增加清点次数,并将清点结果告知手术医生,特别注意阴道内填塞长条纱布是否取出。

（10）安全搬运患者:术前、术中、术后搬运患者注意人员分工和定位,确保患者安全及管道的通畅,杜绝意外脱管事件的发生。

（11）严格交接班:患者转运前确认患者转归,转入 PACU时,注意交接皮肤情况、术中病情、患者携带用物、引流管、手术方式及术后关注重点等;如转入 ICU,提前 30 min 电话告知并通知准备呼吸机,同时确保转运物品性能完好。

二、专科护理

（一）术前访视

（1）术前 1 天,访视者首先介绍身份,说明目的,派发术前访视卡,图文展示术前的各项准备工作、手术间的图片及常规设备、入手术室的流程图、麻醉方式、手术流程、术后相关注意事项;鼓励患者乐观地面对手术,积极地应对手术及术后康复。

（2）宣教结束后告知患者手术体位为"人字形分腿仰卧位",指导患者于床上尝试摆放,评估其肢体活动度。

（3）依据患者情况填写低体温风险评分表、压疮风险评估表、Caprini 评分表。

（二）低体温的预防

（1）为进一步减少妇科手术发生低体温,术中应加强对患者体温的监测,及时探知体温变化情况,维持患者体温稳定在 36 ℃或以上,若发现体温持续降低,应及时采取措施。

（2）控制手术室环境温度、湿度,术前 60 min 主动预保温,手术床上半部铺置保温毯、暖风机加温小棉被,调节室温至 25 ℃。

（3）术中及时覆盖非手术部位,尽量减少裸露面积,防止热量散失;采用加温设备对术中冲洗液加温,冲洗液加温至 38～40 ℃;术中输液、输血加温至 37 ℃,药物、血液处于这一温度时,性质所受影响较小,且有助于维护机体温度,减少机体热量丧失,避免低体温,降低术后出现寒战的概率。

(4)严格控制手术时间,完善术前物品准备,保障手术顺利进行,减少不必要的时间浪费,避免长时间低体温对患者机体造成伤害。

(5)注意转运途中的保暖和交接延续保温的患者。

(三)深静脉血栓的预防

妇科恶性肿瘤的深静脉血栓发病率比良性疾病更为高。且在术中、术后 3 天、术后一周的发病比率为 10∶5∶1,因此,对于高危患者应采取相应的护理干预,注意加强预防,对于减少下肢深静脉血栓的发生是有必要的。

(1)术前访视对患者进行病情评估,填写 Caprini 评分表,对高危患者进行重点护理,机械物理预防加药物治疗。机械物理预防包括穿静脉曲张弹力袜及空气波加压治疗。药物预防包括低分子肝素和低剂量肝素。

(2)向患者介绍下肢深静脉血栓的形成原因、如何预防以及会引起的严重后果,鼓励患者尽早下床活动。下床活动是预防下肢深静脉血栓形成的最有效措施,患者如不能下床活动需按摩肢体,尤其是下肢腓肠肌及比目鱼肌,也可进行相关活动,如屈曲关节、抬腿运动、足踝转动等。定期在踝部、髌上及髌下部位测量腿围,定期检查患侧肢体的皮肤颜色有无变化;要求患者忌烟忌酒,控制血糖、血脂。

(3)B 超提示双下肢血管通畅患者,术中可以使用空气波压力泵(图 8.30)。下肢压力设置为 80～120 kPa,时间 60 min。空气波压力泵治疗系统是间歇地利用压力泵循环压缩空气,使血液单向向近心端流动,提高血液流速,激发纤维蛋白溶解,避免静脉瓣受损,同时利用气囊压力按摩血管、肌肉,使血管、肌肉扩张和收缩,改善深静脉、淋巴管循环,有利于血液循环,加速新陈代谢,改善肢体水肿。

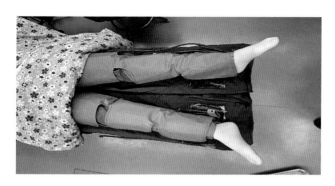

图 8.30 空气波压力泵

(4) 术中密切关注患者的生命体征,对手术时间较长的患者可将头部降低;也可在双下肢垫梯度海绵垫(图 8.31),利于下肢静脉血液回流。

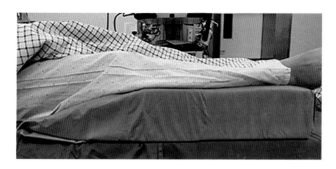

图 8.31 垫梯度海绵垫

(5) 手术室温度要维持在 22~25 ℃,保持患者双下肢肢端温暖,减少寒冷刺激,避免因全身小动静脉痉挛而加重患者疼痛。

(四) 压力性损伤的预防

(1) 术前巡回护士根据《手术患者压疮评分表》对手术患者进行压疮风险评估。

(2) 根据评分结果,对分值≥13 分的压疮高风险手术患者,根据其初始具体评估项目制订相应的护理计划。

(3) 根据访视规定拟订的护理计划采取适当的护理干预措施:

① 极度消瘦患者受压骨隆突处衬啫喱垫。

② 患者体位安置妥当后在身体空隙处垫软枕,以增加受力面积,减少骨隆突处的压迫。

③ 摆放体位、搬动患者时动作协调、轻柔,忌拖拉拽动作。

④ 保持床单清洁平整、干燥、无皱褶;必要时在受压骨隆突处贴上渗液吸收贴。

⑤ 术中密切关注受压部位皮肤情况,在不影响手术情况下,适当调整体位以缓解局部压力。

⑥ 采取合适的保暖措施,促进局部皮肤血液循环。

⑦ 针对手术时间超过 3 h 的患者,在不影响手术操作前提下,巡回护士可通过调整手术床角度,来缓解局部压力。

(4) 术中变换体位时,应采取适当措施,确保患者安全。

(5) 对压疮高风险患者,护士在摆放体位后及手术进程中随时督查患者体位是否安全,发现隐患及时纠正。

(6) 术后及时检查患者全身皮肤情况,特别是受压部位皮肤的颜色,发现异常应及时采取相应护理措施。

(7) 术后送患者至复苏室时与复苏室护士详细交接患者受压部位皮肤异常情况,使受压部位能得到持续护理直至痊愈。

(8) 术后对分值≥13 分的压疮高风险手术患者及发生术中

压疮患者进行回访时,要注意观察压疮的进展与转归,必要时与病区责任护士沟通以共同探讨进一步的护理措施。

(9)发生术中压疮的手术患者由巡回护士及时上报护士长,与病区严密交接,积极采取进一步护理措施的同时认真填写《压疮上报评估追踪表》。

(五)手术部位感染的预防

(1)抗菌药物主要是常规预防性用药,切除肠管加用抗厌氧菌药物。

(2)术前 30 min、术中超过 3 h 或出血量＞500 mL 及时追加术中抗生素,切除肠道手术术中追加抗厌氧菌抗生素如甲硝唑。

(3)术前使用洗必泰皂(氯己定)沐浴,减少皮肤细菌,推荐手术室备皮。

(4)手术过程中严格执行无菌操作,手卫生规范,控制手术间人数,关闭前后门。

(5)随机对照试验(randomized controlled trial,RCT)研究证实,维持正常体温可以降低外科伤口感染(surgical site infection,SSI)。

(6)避免不必要的留置胃管、引流管,留置 2 h 内就可发生感染。

(7)控制患者围术期血糖水平＜11 mmol/L(＜200 mg/dL)。

(陈荣珠 王桂红 朱荣荣 陈晓娟 叶红梅)

第九章 卵巢癌肿瘤细胞减灭术手术记录模板

一、初次肿瘤细胞减灭术

初次肿瘤细胞减灭术的手术范围：逆行全子宫＋双附件＋大网膜＋小网膜＋右侧膈肌及右侧肝肾隐窝病灶＋盆底腹膜＋两侧腹壁及盆壁腹膜＋膀胱反折腹膜＋部分直肠乙状结肠切除术＋部分回肠切除＋回肠端端吻合术＋乙状结肠-直肠吻合术＋肝圆韧带切除术＋阑尾切除术＋右侧膈肌补片修补术＋右侧胸腔闭式引流术。

（1）麻醉满意后取人字位，右颈内静脉穿刺并置换测中心静脉压。液体加温，保温毯和暖风机共同预防术中低体温。常规消毒铺巾，导尿，取腹部正中纵切口绕脐至剑突，依次切开皮肤、皮下组织、腹直肌前鞘，分离腹直肌，打开腹膜，进腹顺利。

（2）洗手探查见：淡黄色腹水约 800 mL，子宫及双侧附件与直肠、回肠致密包裹团块状，其内布满质硬结节病灶。膀胱反折表面布满结节病灶；两侧盆壁布满结节病灶，右侧为主；两侧腹壁结肠旁沟布满结节病灶，向上延伸至右侧膈肌腹膜；右侧膈肌表面布满增厚结节病灶，最大 2 cm；右侧肝肾隐窝见约 10 cm×12 cm×9 cm 大小烂肉样病灶；肝圆韧带扪及结节累及，肝脏包膜完整,肝脏及胆囊、左侧膈肌、胃、小肠、脾脏表面未见异常病灶;大网膜见散在结节病灶,0.2~1 cm 大小不等;腹主动脉旁直至肾血管区可扪及串珠样肿大淋巴结,1~3 cm 大小不等,质硬致密粘连于血管旁。两侧膈肌、脾脏、胃、十二指肠、小网膜、空肠、阑尾未见明显异常。遂行网膜病灶活检,病理提示浆液性囊腺癌,卵巢来源可能。与患者家属沟通后考虑患者系肿瘤晚期,建议行肿瘤细胞减灭术。

(3) 遂上沿切口至剑突下,切断缝扎肝圆韧带,向下牵拉肝圆韧带,沿镰状韧带向上切开肝脏上缘腹膜至左右三角韧带,上豹牌拉钩,充分游离右侧肝脏,可见右侧肝肾隐窝处一 10 cm× 12 cm×9 cm 大小肿瘤,并与肾包膜粘连。完整剥离和切除肿瘤侵犯右侧膈肌和腹膜,连同部分侵犯肝脏和肝肾隐窝处的肿瘤一并剥离切除,因残余膈肌缝合张力过大,予以用针织型补片和 0# PDS 线修补缺损膈肌,缝合后鼓肺确定膈肌修补完整。

(4) 牵引大网膜,打开网膜囊,超声刀沿胃大弯、横结肠至脾区依次切除大网膜,确保切除顺利查无出血。小网膜囊内可扪及小结节病灶,打开小网膜囊,暴露胰腺、肝尾状叶未及异常,其表面腹膜及小网膜囊可见结节病灶一并切除。

(5) 暴露阑尾,依次钳夹、剪断、缝扎阑尾系膜至回盲部,于阑尾根部钳夹、结扎阑尾,于线结上切断阑尾,消毒残端,荷包缝合回盲部,将残端包埋其中,查无出血。

(6) 因回肠深陷盆腔包块内,松解粘连后发现全层受累,予以切除受累部分回肠,行回肠端端吻合。

(7) 打开右侧腹壁腹膜,切除和剥离右侧结肠旁沟侵犯腹膜的肿瘤,继续掀开侧腹膜至盆壁,充分暴露游离右侧输尿管,高位结扎右侧卵巢血管,向下游离子宫圆韧带,近盆壁切断结扎,同法处理对侧腹壁及盆壁腹膜、圆韧带;充分暴露左侧输尿管及高位结扎左侧卵巢血管,因病灶固定、致密粘连,沿乙状结肠及直肠后间隙,充分游离,上提直肠;剥离膀胱表面累及腹膜,下推膀胱,打开输尿管隧道,暴露宫颈,钳夹、切除、缝合两侧子宫血管,逆行切除子宫,充分暴露子宫直肠凹,切除直肠凹病灶,切除病灶受累直肠、乙状结肠,吻合器吻合乙状结肠-直肠。

(8) 冲洗盆腹腔,查无活动性出血,右侧肝肾隐窝处置引流管,两侧盆腔置引流管,接引流袋,清点纱布器械无误,逐层关腹顺利,标本家属过目后留送病理检查。

(9) 手术顺利,麻醉满意,减瘤满意,创面渗血多,术中出血约××mL,保留尿管畅,尿量××mL,术中血压平稳,术后安返病房,术中予以输 RBC 为××U,FFP××mL,白蛋白××g,氨甲环酸××g,未见明显不良输血反应。

二、初次肿瘤细胞减灭术(全结肠切除)

初次肿瘤细胞减灭术(全结肠切除)的手术范围:逆行全子宫＋双附件＋根治性大网膜＋小网膜囊＋右侧肝肾隐窝腹膜及部分肝脏＋全结肠＋阑尾＋胆囊＋脾脏＋胰尾切除术＋两侧腹壁腹膜＋两侧盆壁腹膜＋膀胱反折腹膜＋两侧膈肌腹膜＋肝圆韧带切除术＋腹主动脉旁肿大淋巴结＋左侧盆腔肿大淋巴结＋胰头肿大淋巴结＋肝左动脉肿大淋巴结摘除术＋回肠-直肠吻合术。

(1) 麻醉满意后取人字位,右颈内静脉穿刺并置换测中心静脉压。液体加温,保温毯和暖风机共同预防术中低体温。常规消毒铺巾,导尿,取下腹正中纵切口约 25 cm,依次切开皮肤、皮下组织、腹直肌前鞘,分离腹直肌,打开腹膜,进腹顺利。

(2) 洗手探查,盆腹腔内淡黄色腹水约 2 000 mL,子宫及附件结构不清,表面布满菜花滤泡病灶,与乙状结肠及直肠界限不清,扪及病灶侵及乙状结肠及直肠,向上探查见肝圆韧带根部结节病灶,肝脏轻中度结节性硬化,大网膜见结节病灶粘连成饼状,与横结肠界限不清,部分累及肌层,小网膜囊布满结节样病灶,两侧结肠旁沟结节病灶累及,阑尾见病灶累及,脾门见病灶广泛累及,胰腺尾部受累,右侧肝肾隐窝腹膜及相邻肝脏见病灶累及,两侧膈肌腹膜布满乳头样结节病灶,扪及肝门区肿大淋巴结,两侧腹壁及盆壁、膀胱反折腹膜布满结节病灶、胆囊见病灶累及。腹主动脉旁及左侧盆腔扪及肿大淋巴结,余胃、小肠未见明显异常。取腹壁结节病灶送冰冻显示低分化腺癌,遂行肿瘤细胞减灭术。

(3)切断肝圆韧带,并提拉肝脏充分暴露小网膜囊。近腹前壁切断镰状韧带,分离至肝顶部处,将肝脏向下轻推,近肝面剪开冠状韧带,切断左右三角韧带,充分游离肝脏。向下轻拉肝圆韧带,将肝脏向下轻推,沿肝镰状韧带完整剥离肝脏上方腹膜,可见肿瘤并未侵犯膈肌肌层,故分别完整剥离左右两侧膈肌表面腹膜和肿瘤。

(4)将肝脏向上轻推,可见小网膜处多发结节型肿瘤,完整切除小网膜,切除肝门、肝门与胰头交界处以及右肝动脉旁肿大淋巴结,可见肿瘤侵犯肝门 Glisson 囊,超声刀完整切除 Glisson 囊表面肿瘤。

(5)牵引大网膜,沿胃大弯自肝曲至脾区依次钳夹、剪断、套扎、缝扎切除大网膜前层,其间松解肝结肠韧带、胃结肠韧带、横结肠系膜,见肿瘤侵犯脾门和胰体尾,分离脾胃韧带,过程中发现大网膜处肿瘤侵犯胆囊,遂逆行法分离胆囊底与胆囊床致胆囊颈部,显露胆囊管及胆囊动脉,辨认胆囊管、胆囊动脉及肝总管之间的关系,分别钳夹并切断胆囊动脉及胆囊管,移走胆囊,双重结扎胆囊管残端。横结肠向下牵引显露胰腺,游离脾脏及胰腺体尾部,沿胰腺上缘胰体尾处分离出脾动静脉并切断,完全游离出胰体尾,用直线切割闭合器切断胰腺,切缘离肿瘤约 2 cm,残端 3-0 prolene 线加固缝合。完整切除脾脏和胰体尾。

　　(6) 超声刀切开升结肠外侧腹膜,充分游离右半结肠,暴露肝肾隐窝,完整切除肾脏表面肿瘤侵犯腹膜,向上分离腹膜,切除肝肾隐窝处肿瘤,并完整切除侵犯肝脏组织肿瘤,双极电凝充分烧灼止血。向下分离右侧结肠旁沟腹膜暴露右侧子宫圆韧带,结扎并切断,继续寻找右侧骨盆漏斗韧带,将卵巢血管游离,同时仔细辨识右侧输尿管,高位进行卵巢血管双重结扎,同法处理对侧。自结肠系膜根部开始解剖肠系膜上血管,根部切断缝扎回结肠血管、右结肠血管、结肠中动脉。切开降结肠外侧腹膜,游离降结肠,暴露左侧输尿管,解剖肠系膜下血管,清扫其根部脂肪淋巴结组织,切断缝扎右结肠动脉、结肠中动脉右支、乙状结肠动脉中上段分支,切断结扎乙状结肠系膜。将腹膜从膀胱顶依次由上向下浅、薄、分清层次剥离,将输尿管从后叶腹膜上继续游离,沿输尿管游离方向找到子宫动脉,在近髂内动脉起始处的子宫动脉凝切、结扎,游离输尿管,可见与其十字交叉处子宫动脉,继续超声刀凝切,直至暴露输尿管膀胱开口处,完全暴露输尿管走行,继续将腹膜及膀胱浆膜完全剥离,充分后推膀胱,暴露宫颈。从阴道前穹隆切开阴道,暴露宫颈,用双爪钳将宫颈前唇牵拉上提,充分下推并游离子宫直肠凹间隙,切断阴道后穹窿,使整个子宫上升至腹腔内,然后自下而上按经阴道子宫切除步骤,切断、结扎双侧主韧带及子宫动脉下行支,切除子宫,缝合阴道残端。因术中发现肿瘤侵及乙状结肠肠管肌层及肠系膜根部,需切除累及肠管,继续游离盆底腹膜,将后腹膜完整游离掀起,暴露直肠,探查病灶未累及直肠部位,予以保留,完整切除主动脉旁肿大淋巴结。切割闭合器在距肿瘤边缘 3 cm 处切断直肠,距回盲部 10 cm 处,直线切割闭合器离断小肠。完整切除大网膜、胰体尾、脾脏、胆囊、全结肠、部分直肠、子宫和双附件。用吻合器行回肠-直肠侧端吻合并 4-0$^\#$ PDS 加固吻合口一层,肛门内放置肛管一根至吻合口上方 5 cm。

(7) 冲洗盆腹腔,查无活动性出血,仔细辨识双侧输尿管蠕动正常,右侧肝肾隐窝处和左侧盆腔分别置引流管,自两侧引出接引流袋。清点纱布器械无误,逐层关腹顺利。标本家属过目后留送病理检查。

(8) 手术顺利,麻醉满意,减瘤满意,达 R0 水平,创面渗血多,术中出血约××mL,保留尿管畅,尿色清,尿量××mL,术中血压平稳,术后安返病房,术中冰冻提示:转移性腺癌。术中予以输 RBC××U,血浆××mL,输血过程顺利,未见不良反应。

三、中间型减瘤术

中间型减瘤术的手术范围:阴道残端＋盆底病灶＋肝圆韧带＋部分肝脏＋脾脏＋胰尾＋右侧膈肌完整切除＋补片修补术＋残余大网膜及小网膜切除术＋肠管表面病灶烧灼术＋双侧结肠旁沟病灶＋阑尾切除术＋部分空肠切除-吻合术＋脐孔病灶切除术＋右侧胸腔闭式引流术。

(1) 麻醉满意后取人字位,右颈内静脉穿刺并置换测中心静脉压。液体加温,保温毯和暖风机共同预防术中低体温。常规消毒铺巾,导尿,取腹部正中纵切口绕脐至剑突,依次切开皮肤、皮下组织、腹直肌前鞘,分离腹直肌,打开腹膜,进腹顺利。见脐孔内约0.6 cm质硬病灶。小肠致密粘连与腹壁腹膜,予以锐性分离粘连,恢复解剖结构。

(2) 洗手探查见:少量淡黄色腹水约100 mL,子宫及附件缺如,盆底扪及阴道残端及直肠凹约 10 cm 质硬包块,左侧骶韧带区扪及约 4 cm 质硬包块,直肠表面及两侧系膜表面散在小结节病灶,小肠系膜散在小结节病灶,部分侵及肠管,小肠系膜扪及肿大淋巴结,横结肠区网膜缺如,小网膜及残余网膜布满结节病灶,上沿至脾门,左侧膈肌未及异常,右侧膈肌布满结节样增厚病灶,与肝脏致密粘连,肝圆韧带扪及结节病灶,肝门区扪及结节病灶数枚,胆囊、胃、阑尾无明显异常,腹膜后未及肿大淋巴结。

(3)切断缝扎肝圆韧带,双极电凝灼烧肝圆韧带根部肿瘤,向下牵拉肝圆韧带,沿镰状韧带向上完整剥离肝脏上缘腹膜至左右三角韧带,上豹牌拉钩,充分游离右侧肝脏,右侧膈肌布满结节增厚病灶。完整剥离和切除侵犯右侧膈肌和腹膜肿瘤,连同部分侵犯肝脏肿瘤一并剥离切除,因残余膈肌缝合张力过大,予以用针织型补片和 0# PDS 线修补缺损膈肌。

(4)沿右侧腹壁累及腹膜剥离腹膜,牵引残余大网膜,打开网膜囊,超声刀沿横结肠至脾区依次切除大网膜,切除顺利查无出血。切除脾肾韧带、脾膈肌韧带、脾胃韧带、完整游离脾脏,清晰暴露脾脏血管,避开胰腺,分次钳夹、剪断、结扎脾脏动脉及静脉;因病灶累及胰尾,予以闭合器切除胰尾。

(5)打开肝门前小网膜囊,可见肝门侧方及后方腹膜表面多发小结节性病灶、尾状叶后方下腔静脉旁后腹膜表面多发小结节性病灶。完整切除小网膜囊,并切除和灼烧可见肿瘤。

(6)松解肿瘤侵犯粘连肠管,锐性分离肠管及系膜表面病灶,双极电凝烧灼小结节病灶。暴露阑尾,依次钳夹、剪断、缝扎阑尾系膜至回盲部,于阑尾根部钳夹、结扎阑尾,于线结上切断阑尾,消毒残端,荷包缝合回盲部,将残端包埋其中,查无出血。

(7)剪除空肠、回肠表面病灶,因空肠约 10 cm 病灶侵及肠管肌层,予以局部切除后吻合。

（8）切除和剥离右侧结肠旁沟肿瘤侵犯腹膜,打开侧腹膜,充分暴露游离右侧输尿管,切除残余圆韧带及盆壁腹膜;因左侧病灶侵犯乙状结肠旁沟,完整剪除左侧乙状结肠系膜并充分游离左侧输尿管,见左侧输尿管穿行于盆底包块之间,仔细辨识膀胱界限,剪除膀胱表面受累病灶腹膜,下推膀胱,打开直肠,充分下推直肠,打开输尿管隧道,充分暴露输尿管后切除残端阴道及盆底病灶,同法切除左侧盆底病灶;仔细探查肠管表面病灶并予以切除,剪除肠系膜肿大淋巴结,仔细辨识肠管血供如常;双侧输尿管蠕动正常。

（9）冲洗盆腹腔,查无活动性出血,右侧胸腔至胸引管,右侧肝肾隐窝处置引流管,左侧脾区置入引流管,左侧盆腔置引流管,引出接引流袋。清点纱布器械无误,逐层关腹顺利。标本家属过目后留送病理检查。

（10）手术顺利,麻醉满意,减瘤满意,创面渗血多,术中出血约××mL,保留尿管畅,尿量××mL,术中血压平稳,术后安返病房,术中予以输RBC××mL,FFP××mL,未见明显不良反应。

四、肿瘤细胞再次减灭术

肿瘤细胞再次减灭术的手术范围:右侧肝脏Ⅷ段肿瘤切除＋胆囊＋大网膜＋部分回肠＋阑尾切除术＋右肝Ⅵ段、Ⅶ段表面病灶烧灼术＋回肠端端吻合术。

（1）麻醉满意后取人字位,右颈内静脉穿刺并置换测中心静脉压。液体加温,保温毯和暖风机共同预防术中低体温。常规消毒铺巾,导尿,取腹部正中纵切口绕脐至剑突,依次切开皮肤、皮下组织、腹直肌前鞘,分离腹直肌,打开腹膜,进腹顺利。

（2）洗手探查见:肝脏质软,包膜完整,少量淡黄色腹水约200

mL,门静脉主干无癌栓,肝门无淋巴结肿大。肿瘤位于右肝Ⅷ段,约 7 cm×5 cm×4 cm 大小,右肝表面Ⅵ段与Ⅶ段之间和左内叶表面分别有 0.2 cm×0.2 cm 和 0.1 cm×0.1 cm 大小种植肿瘤灶,胃、十二指肠、胰腺未扪及肿块,回肠肠系膜可扪及一 6 cm×5 cm×5 cm 大小肿瘤,阑尾根部可扪及肿大淋巴结,腹主动脉旁和腹膜后未及肿大淋巴结。盆腔无转移结节,子宫附件缺如,右侧肠管与侧盆壁粘连严重。切断肝圆韧带,近腹前壁剪开镰状韧带,分离至肝顶部处,分离肝脏与膈肌粘连,将肝脏向下轻推,近肝面剪开冠状韧带,切断左右三角韧带,游离肝脏。显露肝十二指肠韧带和 Winslow 孔。距肿块边缘 3 cm 使用电刀划出肝表面切除线,阻断钳阻断肝门,用超声刀距肿瘤边缘 3 cm 切除肝组织,创面大血管用 4-0#prelene 线缝扎止血,小血管胆管双极电凝灼烧止血,深入肝实质内完整切除肿块,移去标本,解除肝门阻断并充分止血创面。用电刀挖出肝脏表面 2 处肿瘤种植灶并电凝止血。切开胆囊底浆膜层,使用电刀将胆囊自肝面剥除,解剖胆囊三角,分别直视下切断结扎胆囊管和胆囊动脉,切除胆囊,胆囊床电凝止血。

(3) 牵引大网膜,打开网膜囊,沿胃大弯及横结肠肝曲至脾区依次钳夹、剪断、套扎、缝扎切除大网膜,切除顺利查无出血。

(4) 距回肠肠系膜肿瘤旁 3 cm 处游离肠系膜和回肠并离断之,移除标本并止血,用3-0#PDS 行端端吻合,查吻合口通畅无张力,血供良好。

(5) 锐性分离右侧肠管与盆壁腹膜粘连,分离右侧肠管和右侧髂外血管致密粘连处,暴露阑尾,依次钳夹、剪断、缝扎阑尾系膜至回盲部,于阑尾根部钳夹、结扎阑尾,于线结上切断阑尾,消毒残端,荷包缝合回盲部,将残端包埋其中,查无出血。

(6) 冲洗腹盆腔,查无活动性出血,右侧肝肾隐窝处和左侧盆腔分别置双套引流管,引出接引流袋。清点纱布器械无误,逐层关腹顺利。标本家属过目后留送病理检查。

（7）手术顺利,麻醉满意,减瘤满意,创面渗血多,术中出血约××mL,肝门阻断约××min,保留尿管畅,尿色清,术中血压平稳,术后安返病房,术中予以输RBC××mL,术后监测生命体征。

（周颖　秦骥伟　吴大保　Björn Nashan　申震　孙思楠）

第十章 营养管理

卵巢癌患者发生营养不良的概率较高,必须对患者进行规范的营养管理。

(1)预住院时对卵巢癌患者进行营养风险筛查和评估,营养筛查工具为 NRS 2002,NRS<3 分为没有营养风险,根据患者饮食结构进行营养教育和膳食指导。

(2)预住院时 NRS≥3 分为具有营养风险,并行 PG-SGA 评分,如评分≥4 分,需进行营养干预,首选口服肠内营养(ONS)。

(3)对于超重患者(BMI>24 kg/m²),需在术前评估是否有糖尿病及高血压等合并症。

(4)患者正式入院时,对预住院时检查有营养风险并进行营养干预患者,需再行营养风险筛查及评估。NRS≥5 分,PG-SGA C 级,需进行每周评估,直至营养状态改善。

(5)对存在营养不良或严重营养风险的大手术患者,推荐术前应给予 7~14 天营养治疗。严重营养风险的患者,建议延迟手术。

(6)减少肠道准备,术前 2 h 给予含碳水化合物饮料。

(7)对于肠内营养不耐受或不可行时,应尽早实施肠外营养。肠外营养采用全合一或预装多腔袋制剂。一旦肠道功能恢复,应尽早利用肠道,从肠外营养转换为肠内营养,但需排除肠梗阻、血流动力学不稳定及肠缺血等肠内营养的禁忌证。

（8）严重影响摄食者,可通过管饲来维持营养状态。需要长期管饲时(＞4 周),建议行经皮内镜下胃造瘘(PEG)。

（9）手术、化疗结束后推荐定期进行营养筛查,每 2 周随访 1 次,至少 6 周。

（沈爱宗　吴颖其）

第十一章 卵巢癌的遗传咨询

　　遗传性卵巢癌是指携带致病性突变基因的卵巢癌。据研究报道,20%～25%的卵巢癌与遗传相关。最常见的遗传性卵巢癌包括遗传性乳腺癌-卵巢癌综合征(HBOC)及林奇综合征(LS)等,除此以外,一些同源重组缺陷的基因突变也可引起卵巢癌的发生。利用分子生物学方法检测并进行遗传风险评估,可以为患者筛选出有效的靶向药物,提供更为有效的个体化治疗,同时也为患者的亲属提供遗传风险的评估,提前预防卵巢癌的发生,降低癌症发生风险。

一、遗传性乳腺癌-卵巢癌综合征(HBOC)

　　BRCA1/2 基因是两种抑癌基因,发生突变后,其抑癌功能受到影响,可能诱发乳腺癌及卵巢癌的发生。研究证实,BRCA1 突变发生卵巢癌的风险为 39%,BRCA2 突变发生卵巢癌的风险为10%～17%。复旦大学肿瘤医院吴小华教授等研究指出,中国卵巢癌患者 BRCA 突变率为 28.45%,其中 BRCA1 突变率为20.82%,BRCA2 突变率为 7.63%。美国国立癌症综合网络指南(NCCN)推荐,所有的非黏液性上皮性卵巢癌患者均需接受遗传咨询和检测。

1. 评估对象

所有的非黏液性上皮性卵巢癌患者均需进行遗传咨询。对于健康人群,家族中若有一个一级亲属或二级亲属存在以下任一情况,均需进行遗传咨询:诊断乳腺癌时≤50 岁;卵巢癌;男性乳腺癌;胰腺癌;发生远处转移的前列腺癌;同一患者存在两个及以上的原发性乳腺癌;同一家族两名及以上患有乳腺癌且至少一名诊断的年龄≤50 岁。

2. 评估内容

(1) 家族史:收集包括患者双亲的一级、二级、三级亲属的疾病史(包括卵巢癌、乳腺癌、结肠癌、胰腺癌等病史)。

(2) 对于卵巢上皮性癌患者,需重点关注详细的就诊病史及手术内容,包括:既往激素、口服避孕药使用情况;既往乳腺病史及病理情况;生育史;有无致癌物的接触;手术病理类型;术中肿瘤侵犯情况;减瘤是否满意;术后辅助治疗情况等。

3. BRCA 基因检测

NCCN 指南推荐,以下人群需要进行 BRCA 基因检测:

(1) 家族中存在已知致病或可能致病的 BRCA 突变的个体。

(2) 乳腺癌病史同时存在:

① 诊断年龄≤45 岁;

② 诊断年龄≤50 岁且在任何年龄新增乳腺癌原发病灶,≥1 位三级以内亲属患有乳腺癌,家族史不详或诊断年龄≤60 岁的三阴乳腺癌;

③ 任何年龄诊断的乳腺癌且:≥1 位三级以内亲属患有乳腺癌,或卵巢癌,或男性乳腺癌,或远处转移的前列腺癌,或胰腺癌;

④ 非黏液性上皮性卵巢癌,包括输卵管癌和腹膜癌;

⑤ 胰腺癌病史。

4. 基因检测阳性者处理

对于基因检测阳性的患者(包括胚系突变和体系突变),可进行适当的靶向治疗,以达到更好的预后。

健康人群检测 BRCA 阳性者应进行乳腺自检,定期乳腺体检及乳腺癌筛查;完成生育后可考虑行输卵管卵巢切除。

二、林奇综合征

林奇综合征又称遗传性非息肉结直肠癌综合征(HNPCC),是一种由错配修复基因(MMR)突变引起的常染色体显性遗传病,与多种肿瘤发病相关,包括卵巢癌及子宫内膜癌。

林奇综合征的错配修复基因包括 MMR(MLH1、MSH2、MSH6、PMS2)突变及上皮细胞黏附分子基因(EPCAM)突变,其突变可导致微卫星不稳定(MSI)。针对 MSI 研究是目前国际上研究的热点,已有部分靶向药物如 PD-1/PD-L1 等针对此类患者治疗具有良好的效果。因此,对于卵巢癌进行林奇综合征的遗传咨询是有必要的。

1. 评估对象

(1)卵巢癌及子宫内膜癌患者。

(2)健康人群家族有林奇综合征患者或有结直肠癌及其他相关肿瘤的患者。

2. 评估内容

卵巢癌及子宫内膜癌患者进行基因检测,其检测包括 MLH1、MSH2、MSH6、PMS2 和 EPCAM 基因及 MSI 检测。

3. 基因检测阳性者处理

卵巢癌及子宫内膜癌患者基因检测阳性者需对一级亲属进行遗传咨询。同时可根据突变的基因选取合适的靶向治疗或参与临床试验,以获得更好的治疗效果。

有基因突变的健康人群需联合胃肠外科进行遗传咨询,包括定期肠镜检查等。妇科随访包括需每 1~2 年进行子宫内膜活检,经阴道超声及 CA125 检测缺乏敏感性,可根据临床需要选取。完成生育的患者可考虑行全子宫双附件切除。

(朱靖)

第十二章 卵巢恶性肿瘤术后造口管理

卵巢恶性肿瘤可以浸润至邻近器官，常见的是结直肠、膀胱等器官，若在确诊后计划拟行造口术的，应征求患者同意，但手术中决定行肠造口术的除外。造口是因治疗需要，将一段肠管拉出腹腔，并将开口缝合于腹壁切口上，以排泄粪便或尿液，根据用途分为永久性肠造口术和暂时性肠造口术，根据造口形式分为单腔造口术、双腔（袢式）造口术和分离造口术；根据造口肠段分为回肠造口术、盲肠造口术、升结肠造口术、横结肠造口术、降结肠造口术和乙状结肠造口术。肠造口术后管理是很重要的，肠造口术后管理内容一般有以下几个方面。

1. 术前肠造口定位

（1）目的：方便患者术后造口袋等用品的使用、患者肠造口的护理（特别是自我护理）；有效收集肠排泄物、保护造口周围的皮肤；预防造口并发症，提升患者的生活质量，顺利回归社会角色。

（2）原则：一般取在脐部下方脂肪最高点的腹直肌内，应注意尽可能避开疤痕、皱褶、皮肤凹陷、骨髂突处，受患者的体位变化影响小；如果同时做两个造口（泌尿造口和结肠造口），建议左右两侧各一个肠造口，泌尿造口在右下腹位置略高，结肠造口在左下腹，位置略低，避免两个肠造口在同一高度。

2. 肠造口高度

高度为拉出肠管断端长度，一般高出皮肤 1～2.5 cm，也可以与皮肤平齐。

3. 术后造口护理

注意有无外绕的碘仿纱条，结肠袢式造口有无支架玻璃棒或塑料管。

4. 术后观察与造口护理教育

注意检查造口有无出血及排泄情况，结肠造口尽可能一起开放，教育患者及家属早期造口护理，术后造口的一般护理见表 12.1。

表 12.1　术后 14 天肠造口观察及护理内容

时间	护理内容
术后 0～2 天	① 评估造口及造口周围皮肤情况，观察造口有无出血、水肿； ② 用生理盐水清洗造口及造口周围皮肤，粘贴造口袋； ③ 组织家属观看及学习换袋方法
术后 3～4 天	① 继续指导家属观看及学习换袋方法； ② 患者尝试观看及触摸自己的肠造口； ③ 鼓励患者观看及学习换袋方法； ④ 拆除造口周围外绕的碘仿纱条
术后 5～8 天	① 指导家属及患者参与换袋过程，学会造口及造口周围皮肤的清洁方法，使用造口尺测量造口大小； ② 教育患者及其家属如何判断造口袋底板渗漏及揭除造口底板、裁剪粘贴造口袋的方法； ③ 观察进食与造口排便的关系
术后 9～14 天	① 评估患者及其家属造口护理技能掌握情况，及时纠正错误； ② 为患者提供造口专业护理意见及寻求合适患者造口的护理方法； ③ 去除造口周围缝线，去除袢式造口支撑棒； ④ 告知患者及其家属定期访视造口门诊的重要性

5. 术后造口类型、皮肤黏膜、排泄情况

判断患者造口类型是单腔造口还是袢式造口,以及造口形状、高度及大小。观察造口黏膜颜色,可判断造口的血运情况:黏膜正常的颜色是粉红色、淡红色或肉红色;黏膜表面光滑湿润,造口外观苍白,提示患者血红蛋白低;黏膜颜色青紫发黑,提示造口黏膜缺血。手术后造口黏膜轻度水肿,6 周内逐渐减退。造口黏膜颜色异常须及时通知床位医生。观察造口黏膜与皮肤缝线处有无出血、脱落及分离。回肠或结肠袢式造口的支架一般 7～14 天拔除,观察支架是否松脱或太紧压伤皮肤和肠黏膜。观察造口周围皮肤:正常情况下造口周围皮肤完整无损健康,如出现潮红、湿疹或破损,应及时通知造口治疗师给予对症处理。观察造口排泄物:术后造口排出黏液;进食后排泄物最初较为稀薄,排泄次数多,以后逐渐趋于正常;排泄物将逐渐成形或固体状,排泄次数减少。注意观察造口排泄物颜色、性、质、量。观察造口排气情况:造口排气说明肠蠕动恢复,因此建议术后患者使用透明密闭的造口袋。泌尿造口最初 2～3 天呈淡红色尿液,以后恢复正常黄色。

6. 心理护理及家庭、社会支持

疾病打击、手术创伤、造口的形成,会给患者带来巨大的心理、生理挑战,患者常见的心理问题有:病耻感、自我孤立、哀伤与丧失、自尊受损、抑郁等。这些问题的产生,与患者的性别、年龄、宗教、职业、文化程度、民族、经济、婚姻状态、患者性格特征等因素有关。心理护理的目的是帮助患者正视现实,适应现状,恢复其对生命的热情及生活的希望。提供安静舒适的环境及轻松的氛围,可增加患者的安全感,可帮助患者减轻焦虑情绪,逐步增加对造口的认知。术后造口护理技术的支持和家庭支持同样重要,尊敬和爱护患者,鼓励患者家属多陪伴并积极参与患者术后造口护理,对患者术后心理重建极为重要。另外,鼓励其他造口患者的访问,以其亲身体验与患者沟通,对患者的康复也起到重要的作用。

7. 术后造口更换造口袋用物及步骤

(1)用物准备:造口测量尺、透明造口袋、造口护肤粉、皮肤保护膜、剪刀、垃圾袋、纸巾;换药盒、棉球、纱布、生理盐水。

(2)步骤:解释更换造口袋的目的、方法,要求患者家属全程参与,鼓励患者参与及配合。先揭去患者腹部的造口袋,自上而下,一手揭造口底盘,一手按压皮肤,动作宜轻,揭除困难时可用黏胶去除剂,或用温水毛巾湿敷,再慢慢揭下;清洁肠造口及其周围皮肤,用生理盐水棉球轻拭并擦去肠黏膜黏液及粪便,清洁造口周围皮肤,周围皮肤清洁的直径约为 10 cm,观察造口周围皮肤缝线及肠黏膜与皮肤的贴合情况,后以消毒纱布或纸巾擦干,操作动作宜轻柔;根据造口大小、形状,修剪造口袋底盘备用,使用造口护肤粉、皮肤保护膜保护造口周围皮肤,在肠黏膜与皮肤交界处放置防漏膏;接着粘贴造口袋,按压造口底盘,让黏胶与皮肤充分接触,粘贴牢固后,封闭造口袋尾部;最后整理用物,处理垃圾,注意造口袋不能扔在马桶内。泌尿造口需接引流袋,以保持造口袋的空虚,更换造口袋的时间为:一旦造口袋出现渗漏需立即更换,其他情况常规2~3天内更换,可选择在排泄相对较少时,如泌尿造口患者可选择早晨,肠道造口患者可选择进食 2 h 后。造口袋中的粪便有1/3~1/2即可排放,再以温水冲洗清洁造口袋及肠造口黏膜,以纸巾擦干造口袋,保持造口袋的清洁空虚状态。

8. 术后常见造口特殊情况的处理

(1)造口水肿。造口水肿是术后最常见的并发症,早期和晚期均可发生,术后水肿一般在6~8周后自行消退,无需特殊处理;手术创伤、肠道应激、低蛋白血症也可引起造口黏膜水肿;修剪造口底盘时,开孔小,影响肠管血液循环及淋巴管回流也可造成造口水肿。处理方法为：用 3％氯化钠湿敷，或 25％硫酸镁湿敷 15 min，每日 2 次；避免腹带、支撑棒等压迫造口黏膜；修剪造口袋底盘时选择合适孔径，可略大于肠管直径 0.5 mm。其他情况可遵医嘱给予其他对症处理。

（2）造口出血。出血位置在肠黏膜或肠腔，可能因患者疾病因素、手术因素、创伤、门脉高压等因素导致，观察出血量的大小。小量出血时可用纱布、纸巾、棉球轻压即可；出血量多时应查明原因，对症处理；平时注意保护造口，预防造口受伤。

（3）造口坏死。手术后即可发生，48 h 内加重，造口黏膜部分或全部呈黑色，坏死黏膜脱落时臭味明显，严重的需及时行肠造口重建。

（4）造口周围皮肤黏膜分离。一般在术后 1～3 周内发生，根据分离的程度采用不同的治疗护理方法：浅表的分离，不需特别处理，注意维护分离创面的清洁，收集好造口排出的粪便，避免污染，即可愈合；较深的分离，可填塞藻酸盐或亲水性敷料，隔离造口排泄物的污染，一般 1～2 周内达到愈合；分离深且有潜行的，可用负压治疗。

（5）潮湿相关性皮炎。原因是造口袋不能或无法有效收集造口排出的粪便，或造口底板渗漏没有及时更换，使肠造口周围皮肤受到刺激及浸润性损伤，发生粪水性或尿源性皮炎，这在临床上极为常见。预防的方法是：根据患者造口状况，选择合适的造口袋、造口护理辅助用品，有效收集排泄物；造口发生渗漏时及时更换造口袋。发生潮湿相关性皮炎时，要及时到造口门诊就诊。

9. 术后造口出院护理指导

（1）衣着。以宽松舒适为主，避免压迫造口，建议女性穿裙装，男性穿背带裤。

（2）饮食。均衡饮食，基本与正常人相同。规律节制的饮食，可控制体重,减轻肠道负担。

（3）饮水量。每日 2 000 mL 以上,泌尿造口患者适当增加至 3 000 mL 以上。

（4）禁忌。不宜大量进食生蔬菜、菠萝、芹菜、竹笋、干果、玉米、坚果等类食物,以防阻塞造口。

（5）工作、社交、运动。患者康复后,可参加力所能及的工作、社交活动、旅游;适当参加运动,应避免剧烈、搏击类运动,以免造口受伤。必须随身携带足够量的造口袋等用品;以便渗漏时可及时更换。

（6）沐浴。患者术后切口愈合后,可正常沐浴,建议采用淋浴。沐浴时,可揭除造口袋,也可佩戴造口袋,佩戴造口袋的患者需适当折叠造口袋,并以保鲜膜固定好防水。避免淋浴水压过大,损伤造口黏膜。造口周围皮肤可用中性沐浴露,温水可直接清洁造口及周围皮肤,不建议长期使用消毒液擦拭造口周围皮肤。

10. 临床护理管理记录表

临床护理管理记录表如表 12.2 所示。

表 12.2　术后造口护理记录单

床号　　　姓名　　　性别　　　住院号　　　诊断

序号	内容	评估时间	造口评估记录	记录时间	执行者签名
1	造口方式	术后0～1天	手术方式：		
2	造口类别	术后0～1天	造口类型：		
			乙状结肠造口□　单腔□　袢式□		
			回肠造口□　单腔□　袢式□		
			横结肠造口□　单腔□　袢式□		
			泌尿造口□		
			造口位置：		
			左下腹□　右下腹□　切口上□　其他：		
			造口形状：		
			造口性质：临时性□　永久性□		
			造口颜色：		

续表

序号	内容	评估时间	造口评估记录	记录时间	执行者签名
3	造口大小、高度	术后1~2天	大小(直径): cm 高度: cm		
4	造口周围皮肤情况	术后___天			
		术后___天			
5	造口手术相关并发症	术后___天			
		术后___天			

6 造口护理及护理教育

护理及护理教育内容	时间
a. 造口清洁、粘贴造口袋; b. 指导家属观看清洁造口及换袋方法	术后0~2天

续表

序号	内容	评估时间	造口评估记录	记录时间	执行者签名
	c. 鼓励患者/家属触摸造口; d. 患者情况许可,鼓励其参与	术后 3~4 天			
	e. 指导家属/患者参与换袋过程: 揭除造口袋→造口及周围皮肤清洁→测量造口大小→修剪造口袋底盘→造口周围皮肤保护→粘贴造口袋; f. 介绍造口用品种类,根据患者造口实际情况,选择合适的造口用品; g. 评估患者/家属的换袋技能,及时纠正错误的方法	术后 5~8 天			
	h. 拆除造口缝线及袢式造口的支架; i. 指导患者选择造口用品及储存方法; j. 出院指导:介绍术后定期复查及造口门诊就诊,鼓励积极参加造口人联谊会,加入造口人微信群、qq 群等	术后 9~14 天			

(续表)

第十三章　卵巢恶性肿瘤 VTE 的管理

一、卵巢恶性肿瘤 VTE 的预防

1. 基本预防

（1）术前预防：术前指导患者低脂饮食，多饮水（不少于 2 000 mL），保持大便通畅；经常下床活动，避免久卧、久蹲、久坐。向患者及主要照顾者做 VTE（静脉血栓栓塞症）知识宣教；遵医嘱用药控制血压、血糖、血脂等。

（2）术中预防：手术操作应轻巧，减轻组织损伤和对血管的牵拉、挤压、挫伤；尽量不用纱布填塞压迫静脉止血，避免粉尘；慎用止血剂，尽量少输血，尽量缩短手术时间等。术中穿弹力袜、使用空气波压力泵促进下肢深静脉回流。

（3）术后预防：术后尽早卧床上活动双下肢、经常更换体位、做深呼吸和咳嗽练习；下肢抬高 20°～30°，保持膝关节伸直位；病情允许时尽早下床活动或离床坐位；注意保暖、避免下肢输液等。

2. 物理预防

（1）梯度压力弹力袜（GCS）。在排除禁忌证如下肢皮肤疾病等情况下使用。膝下型（短筒）、大腿型（长筒）均可。认真测量腿围以选择大小合适型号,才能达到预防效果。白天晚上均可穿着,每天至少2次检查压力是否适合,并脱下检查患肢皮肤情况,做好皮肤清洁护理,1 h后再穿上。穿着时需加强不良反应观察,尤其夜间。

① 下肢血液循环观察。GCS在大腿及腘窝处均易翻卷,形成类似"止血带"效果,影响下肢血液循环及造成患者不适,穿着时需经常检查其是否平整,注意观察皮肤颜色、温度改变及有无肿胀、疼痛情况。

② 皮肤过敏观察。部分患者对GCS袜边防滑硅胶材质过敏,接触的大腿周围皮肤发红、形成多个密集小水泡,甚至出现皮肤溃烂,需加强观察及预防。可将该防滑硅胶区域翻折,使之不直接与皮肤接触。

(2) 间歇充气加压装置(IPC)。需根据医嘱使用,使用禁忌与GCS禁忌证相近,但如果病人已经出现DVT、PTE或PTS,则禁止使用。

3. 药物预防

抗凝药物治疗期间需观察有无血尿、血便、切口渗血及血肿、牙龈出血、皮肤瘀斑、神志改变等。

4. 具体预防方案

卵巢癌手术患者,均为VTE风险中、高危患者,均需采取以下综合预防措施:基本预防＋物理预防＋药物预防,持续时间4周为宜。

二、卵巢癌手术患者预防VTE流程

卵巢癌手术患者预防VTE流程如图13.1所示。

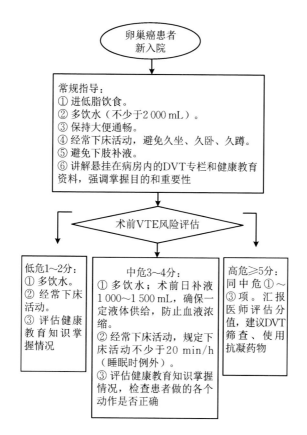

图 13.1　卵巢癌手术患者预防 VTE 流程图

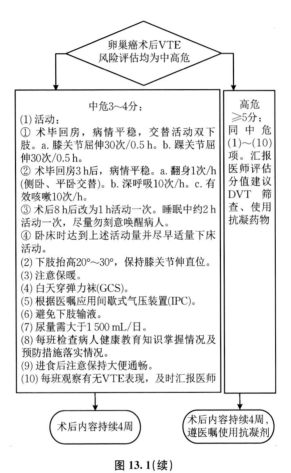

图 13.1(续)

三、卵巢癌手术患者预防 VTE 的健康教育

病房张贴预防 VTE 资料,责任护士给予讲解及演示,使患者及其主要照顾者能够掌握。目的是使他们了解相关知识,高度重视预防血栓工作,积极正确配合各项干预措施。

(徐安岚)

附　　录

附录一　Caprini 血栓风险因素评估表
（D-二聚体<3.5 mg/dL）

科别：　　　床号：　　　姓名：

性别：　　　年龄：　　　住院号：

A1 每个危险因素 1 分
□年龄 41~60 岁
□计划小手术
□大手术史（1 个月内）
□肥胖（BMI≥25 kg/m²）
□卧床的内科患者
□炎症性肠病史
□下肢水肿
□静脉曲张
□中央静脉通路
□严重的肺部疾病,含肺炎（1 个月内）
□肺功能异常,COPD
□急性心肌梗死

| □充血性心力衰竭（1 个月内） |
| □败血症（1 个月内） |
| □其他高危因素 |
| **A2 仅针对女性（每项 1 分）** |
| □口服避孕药或激素替代治疗 |
| □妊娠期或产后（1 个月） |
| □异常妊娠 |
| □不明原因死产 |
| □习惯性流产 |
| □早产伴新生儿毒血症或发育受限 |
| **B 每个危险因素 2 分** |
| □年龄 61～74 岁 |
| □大手术（>45 min） |
| □腹腔镜手术（>45 min） |
| □关节镜手术 |
| □恶性肿瘤（既往或现患） |
| □石膏固定（1 个月内） |
| □卧床（>72 h） |
| **C 每个危险因素 3 分** |
| □年龄≥75 岁 |
| □肝素诱导的血小板减少症 |
| □VTE 病史 |
| □血栓家族史 |
| □抗心磷脂抗体阳性 |
| □狼疮抗凝物阳性 |

□凝血酶原 20210A 阳性

□血清同型半胱氨酸酶升高

□因子 Vleiden 阳性

□未列出的先天或后天血栓形成

D 每个危险因素 5 分

□脑卒中(1 个月内)

□急性脊髓损伤(瘫痪)(1 个月内)

□择期关节置换术

□髋关节、骨盆或下肢骨折

□多发性创伤(1 个月内)

危险因素总分:(　　　)

VTE 的预防方案(Caprini 评分)			
危险因素总分	DVT 发生风险率	风险等级	推荐预防方案
0~1 分	<10%	低危	早期活动(　)
2 分	10%~20%	中危	药物预防或物理预防(　)
3~4 分	20%~40%	高危	药物预防和(或)物理预防(　)
≥5 分	40%~80%,死亡率 1%~5%	极高危	药物预防和物理预防(　)

附录二　Wells 预测评分表
（D-二聚体≥3.5 mg/dL）

因素	分值
预测因子	
既往有 DVT 或 PE 病史	1.5
4 周内有制动或手术史	1.5
活动期恶性肿瘤（治疗中、6 个月内治疗过或缓解期）	1
症状	
咯血	1
体征	
心室率≥100 bpm	1.5
DVT 的临床表现与特征	3
临床判断	
除肺栓塞外其他诊断可能性小	3
肺栓塞风险	
高危（65%）	＞6
中危（30%）	2～6
低危（10%）	＜2
可能	≥4
不太可能	＜4

注:科大妇瘤中心统计近三年结果提示,计算结果 D-二聚体数值 4 mg/dL 以上血栓发生概率高。

附录三　手术复杂性评分

1分：

□全子宫＋双附件

□大网膜

□腹壁腹膜

□盆底腹膜

□盆腔淋巴结切除

□腹主动脉旁淋巴结切除

□小肠

2分：

□结肠切除

□膈肌剥除/切除

□脾

□肝脏

3分：

□直肠-结肠切除吻合术

□胆囊

□胰腺

手术复杂性评分

低:3分以下；

中:4～7分；

高:8分以上。

高危以上患者备 ICU 病房。

（朱靖）

附录四　卵巢恶性肿瘤手术的麻醉 SOP 流程

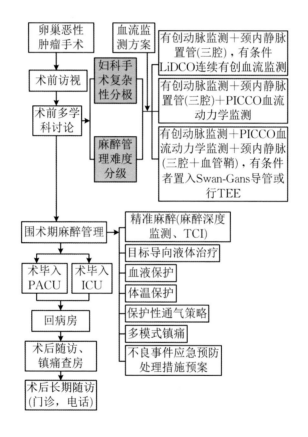

附录五　术后须知：告知患者的注意事项

术后注意事项：

（1）少探视，过多的探视可能会导致患者消耗过多的体力和精神，尤其是可能被传染感冒等外带的病毒。

（2）术后尽早下床活动，避免血栓形成，促进胃肠蠕动及通气排便。

（3）练习吹气球，10次/h；锻炼呼吸机功能；避免肺部感染。

（4）避免进食萝卜汤、豆浆、牛奶等产气食物引起肠道胀气。

（5）注意询问每日早晚体温、血压及心率等基本生命体征，术后保证充足的睡眠。

（6）观察尿量，每日需要达到1 000 mL以上。

（7）由于麻醉及气管插管等操作，术后可能会出现头晕、恶心、咳嗽，注意观察，告知医生对症处理。

（8）购买"多头腹带"坚持术后使用3月；"医用分级压力袜"术后使用满1月后，可夜间不穿。

（9）部分患者肠道功能欠佳，术前泻药会导致术后继续腹泻，需要告知医生对症治疗。

（10）出院前后及时问清术后病理结果，携带病理结果到病区门诊进行医生随访，务必术后1个月内随访。

（11）可以服用一定的止痛药控制疼痛（如塞来昔布），如疼痛减轻，就可以减少药物用量。

（12）术后预防便秘，保持足够的饮水量，出现便秘时，需要口服缓泻药物。

（13）术后 2 周可能会出现少量阴道流血,如果出血量多,请立即就诊。

（14）术后 3 个月内禁性生活。

（15）建议穿着抗血栓压力袜 4 周,预防血栓形成。

（16）不要用任何肥皂或洗剂来清洗切口,淋浴后把伤口擦干,2 周后伤口不需要包扎。由于缝线是可溶解的,所以也不需要取出,如果切口变红,摸起来很烫,或者体温升高,可能为发生感染,请立即就诊。

（17）避免 4～6 周的剧烈运动,可以正常日常活动,白天不要长时间躺在床上。

迅速使患者恢复到术前的正常状态是术后康复的关键,尤其注意观察二便情况。

（李敏　徐安岚）

附录六　2019 年卵巢恶性肿瘤 NCCN 指南

1. 卵巢恶性肿瘤的分期

2014 年 FIGO 分期	
I 期:病变局限于卵巢或输卵管	
I A	肿瘤局限于单侧卵巢(包膜完整)或输卵管,卵巢和输卵管表面无肿瘤;腹腔积液或冲洗液未找到癌细胞
I B	肿瘤局限于双侧卵巢(包膜完整)或输卵管,卵巢和输卵管表面无肿瘤;腹腔积液或冲洗液未找到癌细胞
I C	肿瘤局限于单侧或双侧卵巢或输卵管,并伴有如下任何一项: I C1 手术导致肿瘤破裂 I C2 手术前包膜已经破裂或卵巢、输卵管表面有肿瘤 I C3 腹腔积液或冲洗液发现癌细胞
II 期:肿瘤累及单侧或双侧卵巢并有盆腔内扩散(在骨盆入口水平以下)或原发性腹膜癌	
II A	肿瘤蔓延或种植到子宫和(或)输卵管和(或)腹膜
II B	肿瘤蔓延至其他盆腔内组织
III 期:肿瘤累及单侧或双侧卵巢、输卵管或原发性腹膜癌,伴有细胞学或组织学证实的盆腔以外腹膜转移或证实存在腹膜后淋巴结转移	
III A1	仅有腹膜后淋巴结转移(细胞学或组织学证实) III A1(i)淋巴结转移最大直径≤1 cm III A1(ii)淋巴结转移最大直径>1 cm
III A2	显微镜下盆腔外腹膜受累,伴或不伴腹膜后淋巴结转移
III B	肉眼盆腔外腹膜转移,病灶最大直径≤2 cm,伴或不伴腹膜后淋巴结转移
III C	肉眼盆腔外腹膜转移,病灶最大直径>2 cm,伴或不伴腹膜后淋巴结转移(包括肿瘤蔓延至肝包膜和脾,但未转移至脏器实质)

Ⅳ期：超出腹腔外的远处转移	
ⅣA	胸腔积液细胞学阳性
ⅣB	腹膜外器官实质转移（包括肝实质转移和腹股沟淋巴结和腹腔外淋巴结转移）

2. 手术原则

（1）下腹正中直切口的开腹手术可用于全面分期手术、初始减瘤术和间歇性减瘤术或再次减瘤术。

（2）术中冰冻病理检查有助于选择手术方案。

（3）在经选择的患者，有经验的手术医生可以选择腹腔镜完成手术（推荐经腹手术）和减瘤术。

（4）如果腹腔镜减瘤术不理想，必须中转开腹。

（5）腹腔镜有助于评估初治和复发患者能否达到最大程度减瘤术；如果经评估不能达到满意的减瘤术，可以考虑新辅助化疗。

（6）推荐由妇科肿瘤医生评估是否可以行满意减瘤术，并完成手术。探查彻底，尤其是两侧膈肌腹膜、肝肾隐窝及脾区网膜是否受累，必要时请肝胆外科医生游离肝脏，充分暴露肝肾区病灶。

3. 晚期患者手术步骤

最大程度的减瘤术，满意减瘤术标准：残留病灶小于 0.5 cm。

（1）取腹水或腹腔冲洗液进行细胞学检查。

（2）切除所有肿瘤累及的大网膜（达到脾区）；累及小网膜建议一并切除。

（3）切除能够切除的肿大或可疑淋巴结；左侧卵巢癌为主建议淋巴结切除至肾血管水平。

（4）ⅢB期以内的患者行双侧盆腔和肾血管区淋巴结切除。

（5）为达到满意减瘤，根据需要切除肠管、阑尾、脾脏、胆囊、部分肝脏、部分胃、部分膀胱、胰尾、输尿管及剥除膈肌和其他腹膜。

（6）低体积残留者可考虑放置腹腔导管行腹腔化疗。

4. 手术记录须包括的内容

（1）减瘤术前盆腔、中腹部、上腹部原发疾病的范围。

（2）减瘤术后残留病灶的数量及大小。

（3）完整或不完整切除,如果完整切除,记录病灶的大小和数目。如果不完整切除,记录是粟粒状病灶还是小病灶,明确残存位置及原因。

5. 保留生育功能的手术

（1）早期或低风险恶性肿瘤(早期上皮癌、低度恶性潜能肿瘤、生殖细胞肿瘤、黏液性癌或恶性性索间质细胞瘤)可行保留生育功能手术,即行保留子宫和单侧附件切除术或双侧附件切除术。

（2）有临床指征者最好咨询生殖内分泌专家。

（3）需进行全面的手术分期以排除更晚期疾病。

6. 复发患者的手术指征

（1）初次化疗结束 6～12 个月后复发、病灶孤立可以完整切除或病灶局限、无腹水是二次减瘤术的适应证。

（2）鼓励患者参加临床试验以评估二次减瘤术是否能真正获益。

7. RRSO 手术(预防性卵巢及输卵管切除手术)

NCCN 2019 指南推荐高风险人群(BRCA1/2、RAD51C,RAD51D,BRIP1):完成生育要求后,BRCA1 突变＞40 岁,且完成生育要求或 BRCA2 突变＞50 岁,进行预防性输卵管卵巢切除术。

（1）当有指征行 RRSO 时,相关信息请参见 NCCN 遗传/家族性高风险评估指南:乳腺和卵巢。

（2）行微创腹腔镜手术。

（3）探查上腹部、肠道表面、大网膜、附件(如果存在)和盆腔器官。

（4）对任何腹膜异常进行活检。

（5）获取盆腔冲洗液并送细胞学检查。（注入 50 mL 生理盐水并立即抽吸。）

（6）行双侧输卵管卵巢整体切除，切除2 cm的近端卵巢血管/腹腔韧带、直至宫角的输卵管以及卵巢和输卵管周围的所有腹膜，尤其是输卵管和（或）卵巢以及盆腔侧壁之间附着区域下层的所有腹膜。

（7）对输卵管和卵巢采用最低程度器械处理以避免细胞损伤脱落。

（8）卵巢和输卵管都应放入盆腔取出物的取物袋中。

（9）卵巢和输卵管都应按 SEE-FIM（sectioning extensively examining the fimbriated end）方案处理（附图 6.1、附图 6.2）。整个输卵管，尤其是远端部分，应送病理，并仔细检查卵巢，有无并存的子宫内膜异位囊肿、腺纤维瘤或其他可能作为肿瘤发生瘤巢的良性病变。

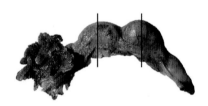

附图 6.1　输卵管传统病理制备图

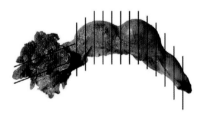

附图 6.2　SEE-FIM 方案(伞端切片和全面检查)制备图

（10）如果识别出隐匿性恶性肿瘤或浆液性输卵管上皮内癌（STIC），则转至妇科肿瘤科医生。

（11）尚未证明单纯行输卵管切除术有预防性获益。如果考虑，从输卵管伞部至子宫部的输卵管均应切除，而且，输卵管应如前所述处理和评估。预防性单纯输卵管切除术的关键问题是妇女依然存在罹患卵巢癌的风险。此外，对于绝经前期妇女，卵巢切除术降低了罹患乳腺癌的风险但其重要性尚不明确。参见NCCN 遗传/家族性高风险评估指南：乳腺和卵巢。

（吴大保　李敏　朱靖）

附录七　膀胱功能测定

（1）通过尿管注入室温的无菌生理盐水。

（2）当患者有明显便意或注入 300 mL，则停止注入，以哪一种先达到为准。

（3）取出尿管，让患者自己排尿。

（4）测量患者排出的尿量。

（5）用彩超测量便后残余尿量，4 h 后重复一次。

（6）拔管的标准是明确的便意和残余尿量＜100 mL。

（张天骄）

附录八　中国科学技术大学附属第一医院（安徽省立医院）病理集团 NGS 检测项目

检测名称	基因数	基因列表	价格（元）
遗传性乳腺癌/卵巢恶性肿瘤基因检测	2个基因（制定紫色头的管子，一管血液达到负压就可以）	BRCA1、BRCA2	3 395
遗传性乳腺癌/卵巢恶性肿瘤基因检测	26个基因（血液）	BRCA1、BRCA2、CHEK2、PALB2、BRIP1、TP53、PTEN、STK11、CDH1、ATM、BARD1、MLH1、MRE11A、MSH2、MSH6、MUTYH、NBN、PMS1、PMS2、RAD50、RAD51C、RAD51D、NF1、EPCAM、SMARCA4、CDK12	4 850
遗传性乳腺癌/卵巢恶性肿瘤基因检测	48个基因（组织＋血液）组织：蜡块和新鲜组织都可以	ATRX、ATM、ATR、BARD1、BLM、BRCA1、BRCA2、BRIP1、CHEK1、CHEK2、EME1、EME2、GEN1、DMC1、MRE11A、MUS81、NBN、PALB2、RAD50、RAD51B、RAD51C、RAD51D、RAD52、RBBP8、SLX1A、SLX4、TP53BP1、XRCC2、XRCC3、FAM175A、CDK12、FANCL、PPP2R2A、FANCI、RAD54L、TP53、PTEN、STK11、CDH1、MLH1、MSH2、MSH6、MUTYH、PMS1、PMS2、NF1、EPCAM、SMARCA4	6 790
大片段重排（MLPA）			2 000

附录九　营养风险筛查(NRS 2002)表

姓名:＿＿＿＿＿　年龄:＿＿＿＿＿岁

住院号:＿＿＿＿＿　电话号码:＿＿＿＿＿

体重:＿ kg　身高:＿ cm　BMI:＿ kg/m²

第1部分:疾病严重程度	
1分	□一般恶性肿瘤　□髋部骨折 □长期血液透析　□糖尿病 □慢性病(如肝硬化、COPD)
2分	□血液恶性肿瘤　□重度肺炎 □腹部大手术(近1周内)　□脑卒中
3分	□颅脑损伤　□骨髓移植 □重症监护患者(APACHE＞10)
第2部分:营养受损状况评分	
1分	□近3个月体重下降＞5%,或近1周内进食量减少1/4～1/2
2分	□近2个月体重下降＞5%,或近1周内进食量减少1/2～3/4,或 BMI＜20.5 kg/m² 及一般情况差
3分	□近1个月体重下降＞5%,或近1周内进食量减少3/4以上,或 BMI＜18.5 kg/m² 及一般情况差
第3部分:年龄评分	
1分	□年龄≥70 岁
营养风险筛查评分＝疾病严重程度评分＋营养受损状况评分＋年龄评分	

总分:＿＿＿＿分　日期:＿＿＿＿年＿＿月＿＿日

注:总分≥3分:次日早晨抽血结束后至妇科病区联系临床药师做整体营养
　　评估。

附录十　抗肿瘤药物毒副作用的分度标准

（WHO标准）

项目	0 度	I 度	II 度	III 度	IV 度
血液系统					
血红蛋白(g/L)	>110	95~109	80~94	65~79	<65
白细胞(×10⁹/L)	>4.0	3.0~3.9	2.0~2.9	1.0~1.9	<1.0
粒细胞(×10⁹/L)	>2.0	1.5~1.9	1.0~1.4	0.5~0.9	<0.5
血小板(×10⁹/L)	>100	75~99	50~74	25~49	<25
出血	无	瘀点	轻度失血	明显失血	严重失血
消化系统					
胆红素	<1.25×N	1.26~2.50×N	2.6~5.0×N	5.1~10.0×N	>10×N
SGOT/SGPT	<1.25×N	1.26~2.50×N	2.6~5.0×N	5.1~10.0×N	>10×N
碱性磷酸酶	<1.25×N	1.26~2.50×N	2.6~5.0×N	5.1~10.0×N	>10×N
口腔	无异常	疼痛,红斑	红斑,溃疡,可进食	溃疡,需流食	不能进食
恶心呕吐	无	恶心	短暂呕吐	呕吐,需治疗	难控制的呕吐

续表

项目	0度	I度	II度	III度	IV度
腹泻	无	短暂(<2天)	能忍受(>2天)	不能忍受,需治疗	血性腹泻
肾、膀胱					
尿素氮	<1.25×N	1.26~2.50×N	2.6~5.0×N	5.1~10.0×N	>10×N
肌酐	<1.25×N	1.26~2.50×N	2.6~5.0×N	5.1~10.0×N	>10×N
蛋白尿	无	+　<1 g/24 h	++~+++　>1 g/24 h	+++~++++　≥3 g/24 h	肾病综合征
血尿	无	镜下血尿	严重血尿	严重血尿+血块	尿道梗阻
肺	无症状	症状轻微	活动后呼吸困难	休息时呼吸困难	需完全卧床
药物热	无	<38℃	38~40℃	>40℃	发热伴低血压
变态反应	无	水肿	支气管痉挛	支气管痉挛,无需注射治疗	过敏反应需治疗
皮肤	无	红斑	干性脱皮	湿性皮炎,水疱,瘙痒	剥脱性皮炎,溃疡,坏死需手术
头发	无	少量脱发	中等斑片脱发	完全脱发可恢复	不可恢复的脱发
感染	无	轻度感染	中度感染	重度感染	重度感染伴低血压

续表

项目	0度	I度	II度	III度	IV度
心脏					
节律	正常	窦性心动过速	单灶性 PVC，休息心率>100 次/分	多灶性 PVC，房性心律失常	室性心律失常
心功能	正常	无症状，但有异常心脏征象	短暂的心功能不足，但不需治疗	有症状，心功能不足，治疗有效	有症状，心功能不足，治疗无效
心包炎	无	无症状，但有异常心脏体征	有暂时心功能不足，无需治疗	心包填塞，需抽积液	心包填塞，需手术治疗
神经系统					
神志	清醒	短暂瞌睡	嗜睡时间不及清醒的 50%	嗜睡时间超过清醒的 50%	昏迷
周围神经	正常	感觉异常，腱反射减弱	严重感觉异常或轻度无力	不耐受的感觉异常或显著运动障碍	瘫痪
便秘	无	轻度	中度	重度，腹胀	腹胀，呕吐
疼痛	无	轻度	中度	严重	难控制

注：① N：正常值上限；② 便秘：不包括麻醉药物引起的；③ 疼痛：指药物所致疼痛，不包括疾病引起的疼痛。根据病人对止痛药的耐受情况，也可帮助判断疼痛程度。

附录十一　患者主观整体营养状况[①](PG-SGA)评量表

姓名：_____　年龄：____岁

性别：□男 □女　ID：_____

住院号：_____

□住院　□日间门诊　□居家照顾

□安宁照顾

1~4 项由患者填写

1. 体重变化

（1）以往及目前体重情形：

　　我目前的体重约_____kg

　　我的身高约_____cm

　　一个月前我的体重约_____kg

　　六个月前我的体重约_____kg

（2）最近两个星期内，我的体重是呈现：

　　□减少（1）

　　□没有改变（0）

　　□增加（0）

2. 饮食情况

（1）过去几个月以来，我吃食物的量与以往相比：

　　□没有改变（0）

---

① 患者主观整体营养状况，Patient-Generated Subjective Global Assessment，缩写为 PG-SGA。

　　　　□比以前多(0)

　　　　□比以前少(1)

(2) 我现在只吃

　　　　□比正常量少的一般食物(1)

　　　　□一点固体食物(2)

　　　　□只有流质饮食(3)

　　　　□只有营养补充品(4)

　　　　□非常少的任何食物(4)

　　　　□管灌喂食或由静脉注射营养(0)

3. 症状

过去两个星期,我有下列问题困扰,使我无法吃的足够(详细检查
　　下列所有项目):

　　　　□没有饮食方面问题(0)

　　　　□没有食欲,就是不想吃饭(3)

　　　　□恶心(1)

　　　　□呕吐(3)

　　　　□便秘(1)

　　　　□腹泻(3)

　　　　□口痛(2)

　　　　□口干(1)

　　　　□吞咽困难(2)

　　　　□容易饱胀(1)

　　　　□有怪味困扰着我(2)

　　　　□吃起来感觉没有味道,或味道变得奇怪(1)

　　　　□疼痛;何处?(3)＿＿＿＿＿＿＿＿＿

　　　　□其他(如:忧郁、牙齿、金钱方面等)(1)＿＿＿＿＿＿＿＿＿

4. 身体状况

自我评估过去几个月,身体状况处于:

　　□正常,没有任何限制(0)

　　□与平常的我不同,但日常生活起居还能自我料理(1)

　　□感觉不舒服,但躺在床上的时间不会长于半天(2)

　　□只能做少数活动,大多数时间躺在床上或坐在椅子上(3)

　　□绝大多数时间躺在床上(3)

　　　　　　　　　　　　　　患者签名:＿＿＿＿＿

　　　　　　　　　　　　　　A项评分:＿＿＿＿＿

5～7 项由医师填写

5. 疾病及其与营养需求的关系

　　主要相关诊断:＿＿＿＿＿＿＿＿＿＿＿＿＿＿＿＿

　　年龄＿＿＿＿

　　主要疾病分期(在您知道或适当等级上画圈)Ⅰ　Ⅱ　Ⅲ　Ⅳ

　　　其他＿＿＿＿＿＿

　　建议以下病情情况每项计 1 分:癌症、AIDS、肺源性或心源性恶液质、出现褥疮、开放伤口或瘘、存在创伤、65 岁以上。

　　　　　　　　　　　　　　B项评分:＿＿＿＿＿

6. 代谢状态

　　□无应激(0)　□轻度应激(1)

　　□中度应激(2)　□高度应激(3)

　　　　　　　　　　　　　　C项评分:＿＿＿＿＿

7. 体格检查

　　体格检查是对身体组成的三方面主观评价:脂肪、肌肉和水分状态。没有异常(0)、轻度异常(1)、中度异常(2)、严重异常(3)。

　　脂肪储存:

颊部脂肪厚度	0	1+	2+	3+
三头肌皮褶厚度肋下脂肪	0	1+	2+	3+
肋下脂肪厚度	0	1+	2+	3+
总体脂肪缺乏程度	0	1+	2+	3+

肌肉情况：

颈部(颞肌)	0	1+	2+	3+
锁骨部位(胸部三角肌)	0	1+	2+	3+
肩部(三角肌)	0	1+	2+	3+
骨间肌肉	0	1+	2+	3+
大腿(四头肌)	0	1+	2+	3+
肩胛部(背阔肌、斜方肌)	0	1+	2+	3+
总体肌肉评分	0	1+	2+	3+

水分情况：

踝水肿	0	1+	2+	3+
胫骨水肿	0	1+	2+	3+
腹水	0	1+	2+	3+
总体水评分	0	1+	2+	3+

D 项评分：_____

总评分(A+B+C+D)：_____

整体评估

□营养状态良好(SGA-A)(0~3 分)

□中度或可疑营养不良(SGA-B)(4~8 分)

□严重营养不良(SGA-C)(>8 分)

医师签名：_____

日期：____年___月___日

附录十二　中国科学技术大学附属第一医院（安徽省立医院）多学科团队协作组（MDT团队）主要人员专业

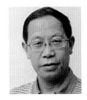

吴大保：主任医师，博士生导师，江淮名医，中国科学技术大学附属第一医院（安徽省立医院）妇产科学术主任，女性盆腹腔恶性肿瘤MDT牵头专家。

赵卫东：主任医师，博士生导师，中国科学技术大学附属第一医院（安徽省立医院）妇产科主任。

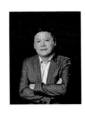

申震：主任医师，硕士生导师，中国科学技术大学附属第一医院（安徽省立医院）妇瘤病区主任。

周颖：副主任医师，研究员，博士生导师，中国科学技术大学附属第一医院（安徽省立医院）妇产科副主任。

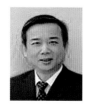

黄强：主任医师，博士生导师，江淮名医，中国科学技术大学附属第一医院（安徽省立医院）副院长，专业方向为肝胆胰外科。

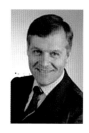

Björn Nashan：主任医师，博士生导师，中国科学技术大学附属第一医院（安徽省立医院）器官移植中心主任，欧洲移植协会主席，美国外科学院院士，加拿大皇家外科学院院士。

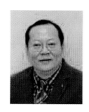

马金良：主任医师，硕士生导师，中国科学技术大学附属第一医院（安徽省立医院）肝脏外科主任。

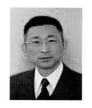

朱志强：主任医师，中国科学技术大学附属第一医院（安徽省立医院）胃肠外科主任，大外科教研室主任。

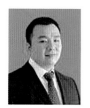

姚寒晖：副主任医师，中国科学技术大学附属第一医院（安徽省立医院）胃肠外科副主任。

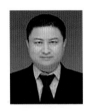

周郑：中国科学技术大学附属第一医院（安徽省立医院）副主任医师，硕士生导师，专业方向：胃肠外科、消化道瘘的综合治疗。

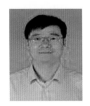

何义仁：中国科学技术大学附属第一医院（安徽省立医院）主治医师，专业方向：胃肠外科。

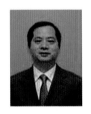

谢言虎：主任医师，中国科学技术大学附属第一医院（安徽省立医院）麻醉科副主任，安徽省麻醉质控中心秘书；擅长器官移植、卵巢癌肿瘤细胞减灭术麻醉及危重患者的抢救。

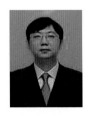

章蔚：副主任医师，中国科学技术大学附属第一医院（安徽省立医院）麻醉科主任助理，擅长卵巢癌肿瘤细胞减灭术围手术期处理及术后镇痛。

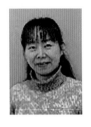

徐静：主任医师，中国科学技术大学附属第一医院（安徽省立医院）感染科五病区主任，专业方向：肿瘤患者重症感染治疗。

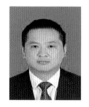

解明然：中国科学技术大学附属第一医院（安徽省立医院）胸外科副主任医师，硕士生导师。

韦炜：中国科学技术大学附属第一医院（安徽省立医院）影像科主任医师，主要专业方向：CT 诊断，提供卵巢癌 MDT 团队 CT 的判读。

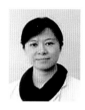

翁海燕：中国科学技术大学附属第一医院（安徽省立医院）病理科副主任医师，主要专业方向：妇科肿瘤病理。

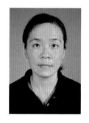

曾飞雁：中国科学技术大学附属第一医院（安徽省立医院）磁共振室副主任医师，专长卵巢恶性肿瘤的核磁共振诊断。

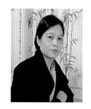

陈荣珠：副主任护师，中国科学技术大学附属第一医院（安徽省立医院）手术室护士长，负责手术期间的配合及专科护士的培养。

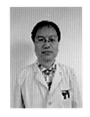

潘博：中国科学技术大学附属第一医院(安徽省立医院)PET/CT 中心副主任医师,专长肿瘤 PET 显像及诊断。

张天骄：副主任医师,中国科学技术大学附属第一医院(安徽省立医院)女性盆腹腔恶性肿瘤专病联盟秘书(妇科肿瘤遗传咨询)。

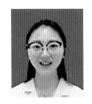

吴颖其：中国科学技术大学附属第一医院(安徽省立医院)主管药师,负责妇科肿瘤治疗相关药物的咨询。

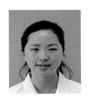

朱丽：安徽省精神卫生中心副主任医师,专长抑郁症及精神症的诊断和治疗。

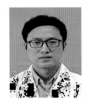

耿峰：安徽省精神卫生中心副主任医师,专长抑郁症及精神症的诊断和治疗。

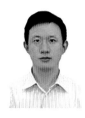

朱靖：主治医师，中国科学技术大学附属第一医院（安徽省立医院）女性盆腹腔恶性肿瘤 MDT 秘书，负责协调 MDT 讨论、医联体及专病联盟医院患者的转诊，协助医院医生问题解答、医护进修申请等。

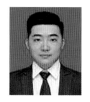

孙思楠：主治医师，专业方向：胃肠外科，中国科学技术大学附属第一医院（安徽省立医院）女性盆腹腔恶性肿瘤 MDT 秘书。

李敏：副主任医师，中国科学技术大学附属第一医院（安徽省立医院）女性盆腹腔恶性肿瘤专病联盟秘书。

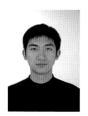

秦骥伟：中国科学技术大学附属第一医院（安徽省立医院）主治医师，专业方向：肝移植。

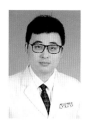

李跃波：中国科学技术大学附属第一医院（安徽省立医院）主治医师，专业方向：妇科肿瘤。

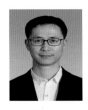

朱亮：中国科学技术大学附属第一医院（安徽省立医院）主治医师，专业方向：胃肠外科。

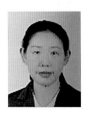

於琴：中国科学技术大学附属第一医院（安徽省立医院）国际造口治疗师（ET），副主任护士，淋巴水肿治疗师，伤口造口门诊负责人。

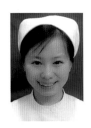

沈旻静：中国科学技术大学附属第一医院（安徽省立医院）胃肠外科主管护师，国际伤口造口治疗师（ET）。

欢迎关注并转发中国科学技术大学附属第一医院（安徽省立医院）（左）及科大妇瘤（右）公众号！